Bücher fürs Leben
# Medizin & Management

Dr. med. Jean-Bernard Delbé
Prof. Dr. med. Peter Billigmann

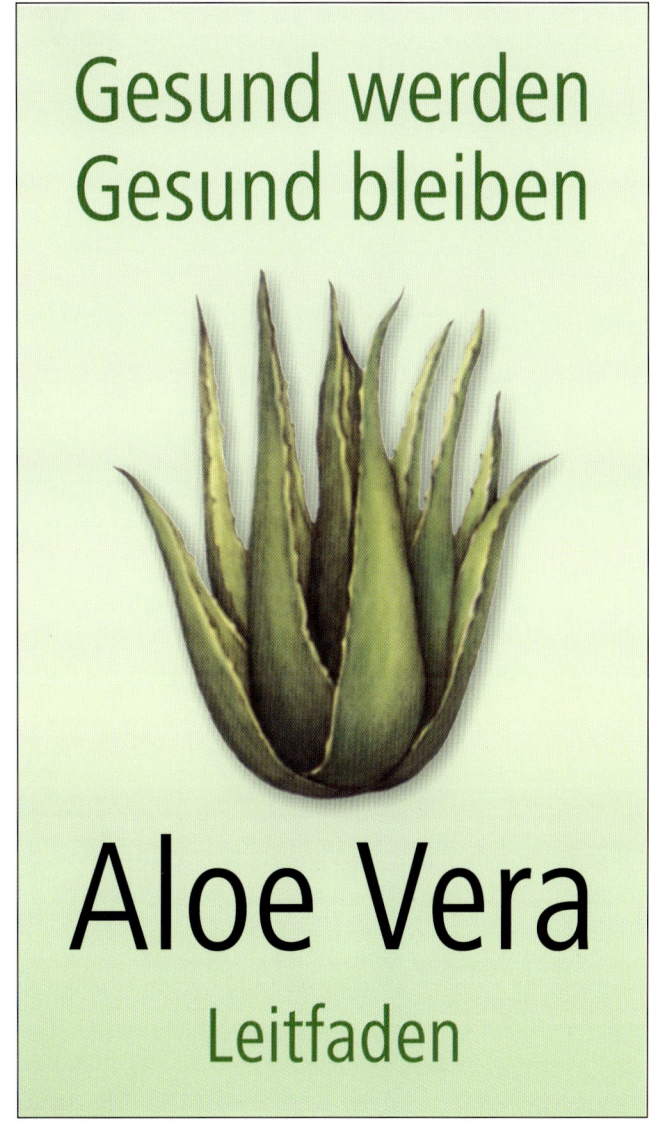

# Gesund werden
# Gesund bleiben

# Aloe Vera

## Leitfaden

Rechtlicher Hinweis

Die Erkenntnisse, Methoden und Anregungen in diesem Buch stellen die Meinung bzw. Erfahrung der Verfasser dar. Sie wurden von ihnen nach bestem Wissen und Gewissen dargestellt und mit größter Sorgfalt überprüft. Sie bieten jedoch keinesfalls Ersatz für medizinische Diagnose und Therapie durch den behandelnden Arzt. Jede Leserin, jeder Leser ist für das eigene Tun und Lassen weiterhin selbst verantwortlich. Daher erfolgen Angaben in diesem Buch ohne jegliche Gewähr oder Garantie seitens der Verfasser oder des Verlages. Weder Verfasser noch Verlag können für eventuelle Nachteile oder Schäden, die aus den im Buch gegebenen praktischen Hinweisen resultieren, eine Haftung übernehmen.

Delbé, Jean-Bernard; Billigmann, Peter
Gesund werden – Gesund bleiben
Der Aloe Vera-Leitfaden
1. Auflage - Saarbrücken: Verlag Medizin & Management, 2004
ISBN 3-9809673-0-1

Copyright
Verlag Medizin & Management GmbH
Bahnhofstr. 31
66111 Saarbrücken
Tel. (0681) 95 91 99-00
Fax (0681) 95 91 99-09

Projektleitung: Carsten Kröger, UniCom
Lektorat: Renate Graf, Ursel Will
Titelbild und Ilustrationen: Christian Wagner
Gesamtherstellung: UniCom Saarbrücken

# Vorwort

### Liebe Leser,

der Anstoß zu diesem Buch erfolgte aus Ihrer Mitte. Oft wurde ich nach meinen Vorträgen gefragt: Kann ich die Folie mit dem Stoffwechsel haben? Oder: Das waren so viele Informationen, wo kann ich das noch mal nachlesen? Vielfach wurde ich aufgefordert: Schreiben Sie dieses Buch!

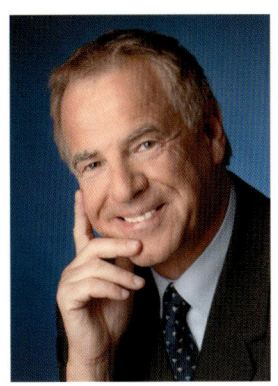

Der Gedanke war mir, ehrlich gesagt, nicht unsympathisch. Wie das Leben nun so spielt, lernte ich dann Leute kennen, die mir die professionelle Umsetzung des Buches ermöglichten. Allen möchte ich an dieser Stelle herzlich danken. Nur mit ihrem Wissen war es möglich, Inhalt und Gestaltung in monatelanger Kleinarbeit in Einklang zu bringen.

Ich habe – wie in meinen Seminaren auch – versucht, das Thema Aloe Vera in allgemeine Fragen zur Gesundheit und konkrete Tipps zur Gesunderhaltung einzubinden.

Möge Ihnen dieses Buch eine Hilfe sein, Ihren eigenen Körper besser zu verstehen und die Wirkung der wunderbaren Pflanze Aloe Vera schätzen zu lernen.

Ich wünsche Ihnen von Herzen viel Gesundheit.

Ihr

Jean-Bernard Delbé

# Die Autoren

### Dr. med. Jean-Bernard Delbé:

Geburtsort Bad Marienberg

Jahrgang 1948

Werdegang

- Facharzt für Allgemeinmedizin

- Naturheilverfahren

- Sportmedizin

- Neuraltherapie – Akupunktur – Vitalarzt

- Ernährungs- und Präventivmedizin

- Orthomolekularmedizin

### Prof. Dr. med. Peter Billigmann:

Geburtsort Andernach

Jahrgang 1955

Werdegang

- Seit 20 Jahren Facharzt für Allgemeinmedizin und Sportmedizin in Polch bei Koblenz

- Seit einigen Jahren nur noch in der Sportmedizin fast ausschließlich für Profis tätig

- Sportarten u.a.: Radsport, Fußball, Eishockey

- Arzt des Olympiastützpunktes Rheinland-Pfalz/Saarland

# Inhaltsverzeichnis

## Was soll dieses Buch?

Aloe Vera ist keine Wunderpflanze,
aber eine wunderbare Pflanze.

Das war schon in der Antike bekannt und gilt auch heute noch. Dieses Buch soll Ihnen ihre Bedeutung als Lebensmittel, Heilpflanze und Hausapotheke näher bringen. Entscheidend für die Wirkweise der Pflanze Aloe Vera ist die Vielfalt der energiereichen bioaktiven Substanzen, die alle im Verbund den Stoffwechsel verbessern und damit die Selbstheilungskräfte des Organismus aktivieren.

Lieber geht der Mensch zugrunde,
als dass er seine Gewohnheiten ändert!

Dieses Buch soll Ihnen, Ihrer Familie, Ihren Freunden, Bekannten und Kunden klar machen, dass Aloe Vera nur dann die volle Wirkung erzielen kann, wenn Sie auch bereit sind, das zu meiden, was Sie krank gemacht hat!

Orthomolekulare Medizin

Was ist das? Orthomolekularmediziner beschäftigen sich mit der Wirkungsweise von Vitaminen, Mineralien, Spurenelementen, Aminosäuren, Enzymen und Fettsäuren. Dieses Buch soll Ihnen zeigen, dass alle diese Substanzen im Aloe Vera-Gel enthalten sind und damit eine orthomolekulare Behandlung in Reinkultur möglich ist.

Entsäuern - Entschlacken - Entgiften - Entfetten

Diese 4 E sind die wichtigsten Maßnahmen, um Kranke wieder gesund zu machen und Gesundheit zu erhalten. Dieses Buch gibt Ihnen einen Überblick über die biologischen Abläufe im menschlichen Körper und wie Aloe Vera mit Hilfe der 4 E die Zellen mit Nährstoffen versorgen und den Stoffwechsel wieder verbessern kann.

## Vorbeugen ist besser als Heilen!

Warum müssen wir zuerst krank werden, um den Wert unserer Gesundheit schätzen zu lernen? Warum opfern wir unsere Zukunft, nur um in der Gegenwart genießen zu können? Wie lange funktioniert dies noch? Wer heute nicht bereit ist, in seine Gesundheit zu investieren, wird demnächst unter der Last der direkten und indirekten Krankheitskosten zusammenbrechen! Dieses Buch gibt Ihnen wertvolle Tipps, was Sie Sinnvolles zur Krankheitsverhütung tun können.

## Entdecken Sie die Möglichkeiten

Dieses Buch soll Ihnen die vielfältigen Möglichkeiten aufzeigen, mit Aloe Vera nicht nur Krankheiten zu behandeln, sondern auch im Vorfeld gesundheitliche Probleme zu vermeiden. Erläutert werden dabei nicht nur die innerliche und äußerliche Anwendung beim Menschen, sondern auch beim Tier.

## Ratgeber für Berater

Dieses Buch ist speziell für Aloe Vera-Berater und Gesundheitsinteressierte geschrieben. Sie sollen damit ein Nachschlagewerk erhalten, um den Einsatz der Aloe Vera-Pflanze mit fundiertem Grundwissen weitergeben zu können. Aloe Vera-Anwender haben in tausenden von positiven Erfahrungsberichten die Wirkung bestätigt. Auch für kritische Mediziner gilt die uralte Weisheit: Wer heilt, hat Recht!

## Am Ende des Buches

finden Sie Antworten auf die am häufigsten gestellten Fragen über den Einsatz der Aloe Vera-Pflanze. Gesundheit ist nicht alles! Aber ohne Gesundheit ist alles nichts! Daher: Beginne heute mit Deinem neuen Leben, denn morgen kann es bereits zu spät sein.

## Wirkweise von Aloe Vera

### Aloe Vera bietet

eine umfangreiche Versorgung des menschlichen Körpers mit bioaktiven Vitaminen, Mineralien, Spurenelementen, Aminosäuren, Enzymen, Einfach- und Mehrfachzuckern, pflanzlichen Fettsäuren, Aminozuckern, sekundären Pflanzenstoffen und Ballaststoffen. Die Fülle dieser Nährstoffe ist in der Pflanzenwelt einzigartig.

### Aloe Vera harmonisiert

den Stoffwechsel in allen Organen über die Regulierung der Grundsubstanz und des Säure-Basen-Haushalts z.B. in Gehirn, Darm, Leber, Nieren, Bauchspeicheldrüse, Haut, Lunge und Knochen.

### Aloe Vera lindert

Schmerzen z.B. des Bewegungsapparats, bei Migräne, Gürtelrose (Herpesinfektion), Tumor und Nebenwirkungen von Medikamenten, Strahlenschäden z.B. in der Krebstherapie und schützt vor Freien Radikalen. In Aloe Vera-Gel ist die Salicylsäure als biologische Substanz enthalten.

### Aloe Vera mindert

den Medikamentenbedarf bei Krankheiten und Störungen in folgenden Bereichen:

- Allergien
- Bakterien und Viren
- Bluthochdruck
- Colitis Ulcerosa
- Chronische Infekte im HNO- und Bronchienbereich
- Darm
- Depressionen
- Durchblutung
- Entzündungen
- Erhöhte Harnsäure (Gicht)
- Fettstoffwechsel
- Herz
- Magen
- Morbus Crohn
- Neurodermitis
- Pilzerkrankungen (Mycosen)
- Rheuma
- Zuckerkrankheit (Diabetes)

 Je weniger chemische Medikamente in den menschlichen Organismus gelangen, desto weniger Nebenwirkungen und Unverträglichkeiten.

Es ist besonders hervorzuheben, dass nicht die Menge der Einzelsubstanzen die Besserung von Beschwerden ermöglicht, sondern die Summe der vielen verschiedenen Stoffe im Sinne einer ganzheitlich sich verstärkenden Ursachenbehandlung.

## Aloe Vera verbessert

Messwerte: Blut, Leber, Fette, Zucker, Mineralien, Nieren, Harnsäure, Eiweiß (Immunglobuline), Blutbild (Anämie); verbessert den Sauerstofftransport über die roten Blutkörperchen (verbessert den Eisenspiegel), die Sehfähigkeit, die Magen-Darm-Tätigkeit und damit die Aufnahme aller Nährstoffe in den Körper, die Durchblutung (durch Entsäuerung), Selbstheilungskräfte.

## Aloe Vera steigert

die geistige und körperliche Leistungsfähigkeit und verbessert somit auch die Lebensqualität im Alter. Aloe Vera ist **das** „Anti-Aging"-Mittel.

 Die regelmäßige tägliche Einnahme von Aloe Vera ist nicht nur zur Behandlung von bereits bestehenden Krankheiten geeignet, sondern auch besonders zur Vorbeugung (Prophylaxe).

## Aloe Vera ist geeignet

für die innerliche und äußerliche Anwendung. Aloe Vera-Gels bestehen in der Regel aus mindestens 90 Prozent reinem Aloe Vera-Blattgel, das ohne die Schale verarbeitet wird. Aloe Vera-Gels sind aufgrund ihrer mehr als 200 nachgewiesenen Wirkstoffe in erster Linie für die innerliche Anwendung geeignet. In diesem Buch finden Sie aber auch Vorschläge für die äußerliche Anwendung mit Aloe Vera-Gels. Darüber hinaus gibt es weitere Produkte wie Aloe Vera-Konzentrate, Aloe Vera-Sprays, Aloe Vera-Cremes, die ausschließlich für die äußerliche Anwendung gedacht sind.

# Einsatzgebiete der AloeVera

## Gehirn

Stoffwechselstörungen im Bereich des Gehirns führen im Laufe der Zeit zu Funktionsstörungen. Krankheiten wie Morbus Parkinson, Alzheimer, Konzentrations- und Gedächtnisstörungen und Depressionen können durch AloeVera-Gel positiv beeinflusst werden. Ebenso gute Wirkungen sind mit Aloe Vera-Gel und Omega3-Fettsäuren beim kindlichen ADS-Syndrom erzielt worden. Vitamin C und Vitamin E steigern nachweislich in vielen Fällen die Gedächtnisleistung. Die Verbesserung des Gehirnstoffwechsels lässt besonders alte Menschen länger aktiv am Alltagsgeschehen teilnehmen.

## Magen und Darm

Magenschleimhautentzündung (Gastritis), Sodbrennen, Unverträglichkeiten von Speisen und Getränken sind Zeichen einer Übersäuerung. Die basischen Reaktionen des AloeVera-Gels reduzieren diese Symptome und führen zu einer raschen Linderung.

Dünndarmentzündung (Morbus Crohn) ist Zeichen der Übersäuerung, eines Nährstoffmangels und einer Überlastung mit Giftstoffen. Die zunehmende Verpilzung des Dickdarms (auch bei Kindern) zeigt an, dass auch dort das Milieu nicht basisch, sondern sauer ist. Nur im sauren Milieu nimmt das Pilzwachstum überhand und sorgt oft für chronische Krankheiten und Hautprobleme.

## Leber

Die Leber ist unser zentrales Stoffwechselorgan, zuständig für den Aufbau fast aller im Körper benötigten Stoffe und für die Entgiftung. Aminosäuren und Enzyme, Mineralien und Spurenelemente sind wichtige Substanzen für eine optimale Leberfunktion. Je besser die Leber arbeiten kann, desto besser wird der Körper mit wichtigen Baustoffen versorgt. Fettleber, Leberzirrhosen und Leberentzündungen (z.B. Virus-Hepatitis) setzen die Leistungskraft der Leber stark herab, weil die Aufbau- und Entgiftungsarbeit nur noch eingeschränkt möglich ist. Gesundheit ist letztlich nur mit einem optimalen Leberstoffwechsel zu erreichen und zu erhalten.

## Bauchspeicheldrüse

Die Bauchspeicheldrüse (Pankreas) ist Lieferant des lebenswichtigen Hormons Insulin und der Verdauungsenzyme Amylase und Lipase. Sie ist ein basisches Organ und reagiert empfindlich auf Übersäuerung. Aloe·Vera-Gel wirkt basisch und unterstützt bzw. entlastet die Bauchspeicheldrüse bei den vielfältigen Verdauungsleistungen durch Bereitstellen der fertigen Enzyme, Aminosäuren und Grundstoffe zum Aufbau des Insulins. Eine Bauchspeicheldrüsenentzündung (Pankreatitis) ist eine akute, lebensbedrohliche Erkrankung. Produziert dieses Organ kein Insulin mehr, kommt es zur Zuckerkrankheit (Diabetes mellitus).

## Nieren

Optimale Entsäuerung, Entschlackung und Entgiftung des Körpers setzen eine uneingeschränkte Nierenfunktion voraus. Die Nieren sind lebenswichtige Ausscheidungsorgane und regulieren den Säure-Basen-Haushalt. Viel Trinken (2-3 Liter stilles basisches Mineralwasser mit hohem Hydrogencarbonatanteil) fördert die Stoffwechselleistungen der Nieren enorm. Aloe Vera-Gel unterstützt hier mit bioaktiven Inhaltsstoffen die Nieren und ist daher auch hilfreich bei Nierenfunktionsstörungen.

## Lunge

Die Lunge ist für den Gasaustausch zuständig, d.h. beim Einatmen wird mit der Luft Sauerstoff ($O_2$) aufgenommen und beim Ausatmen Kohlendioxid ($CO_2$) abgegeben. Je mehr Sauerstoff aufgenommen werden kann, umso besser ist die Versorgung der Zellen über die Kapillargefäße. Entzündungen der Bronchien (Bronchitis), Asthma, Teerablagerungen (Rauchen) schädigen die Lunge nachhaltig und reduzieren die Sauerstoffversorgung des Körpers erheblich. Auch hier kann die Aloe Vera-Einnahme eine Besserung des Lungenstoffwechsels bewirken.

## Haut

Hautkrankheiten nehmen in den letzten Jahren immer mehr zu und werden oft chronisch. Neurodermitis und Schuppenflechte (Psoriasis) haben ihre Ursache oft im Darm, so dass eine gründliche Darmsanierung angezeigt ist. Es hat sich gezeigt, dass sich speziell Hautprobleme sehr positiv mit Aloe Vera-Gel beeinflussen lassen und besonders Akne, Ekzeme, Geschwüre, Furunkel, Fußpilz, Cellulitis, Sonnenbrand und Verbrennungen eine deutliche Besserung erfahren.

## Gefäße

Ein zunehmendes Problem in der Medizin sind die Krankheiten des Blutgefäßsystems, der Arterien (sauerstoffreiches Blut) und der Venen (sauerstoffarmes Blut), Bluthochdruck (Hypertonie), Arterienverkalkung (Arteriosklerose). Gründe hierfür sind oft die falsche Ernährung mit zu viel tierischen Fetten (gesättigte Fettsäuren) und die Übersäuerung. Venenentzündung (Varikosis), Krampfadern, Bluthochdruck und Arterienverkalkung lassen sich durch langfristige, regelmäßige Aloe Vera-Einnahme bessern. Auch bei Durchblutungsstörungen der Kapillaren und Gehirngefäße wirkt Aloe Vera-Gel positiv und vorbeugend.

## Bewegungsapparat

Muskeln, Sehnen, Knochen, Bandscheiben und Gelenke unterliegen bisweilen großen Beanspruchungen und reagieren bei Unterversorgung mit Nährstoffen in Form von Sehnenentzündung, Knochenschwund (Osteoporose), Gelenkverschleiß (Arthrose), rheumatischen Gelenkentzündungen (Polyarthritis). Aloe Vera hilft auch hier mit den vielen Vitaminen, Mineralien, Spurenelementen, Enzymen und Glucosaminen die Beschwerden zu verringern und Krankheiten vorzubeugen. Gesunde Ernährung (Meide Schädliches!), Schwimmen und dosiertes Krafttraining wirken hier unterstützend.

## Immunsystem

Grundbausteine des Immunsystems sind die Aminosäuren, die alle – bis auf Taurin, das aber der menschliche Körper selber herstellen kann – im Aloe Vera-Gel enthalten sind. Durch regelmäßige Einnahme kommt es zu einer Verbesserung des Eiweißstoffwechsels, was den Körper in die Lage versetzt, alle notwendigen Schutzstoffe aufzubauen. Bakterien können dadurch mit Hilfe von Fresszellen vernichtet, Krebszellen durch Abwehrzellen attackiert werden. Virusinfekte und Pilzinfektionen, Abszesse und Furunkel, schlecht heilende Wunden und allergische Prozesse lassen sich so mit Hilfe des verbesserten Immunsystems wirkungsvoll behandeln. Allein wegen dieser Möglichkeiten ist die tägliche, dauernde Einnahme von Aloe Vera sehr zu empfehlen.

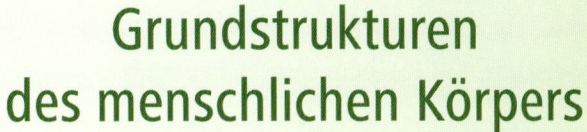

# Grundstrukturen
# des menschlichen Körpers

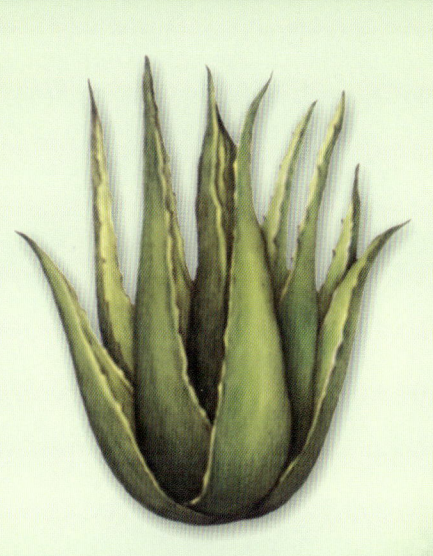

Der Weg der Nahrung in die Zelle
Stoffwechsel – Säure-Basen-Haushalt
Grundregulation – Blockierung des Körpers
Verschlackung – Krankheit

# Grundstrukturen des menschlichen Körpers

- Weg der Nahrung in den Körper bis in die Kapillaren
- Stoffwechsel / Säure-Basen-Haushalt / Grundregulation
- Blockierung des Körpers / Verschlackung / Krankheit

Der menschliche Körper ist ein Kunstwerk und eine Hochleistungsmaschine zugleich. 70 Billionen Zellen (eine 7 mit 13 Nullen!) müssen täglich mit Nährstoffen versorgt und ihre Abfallstoffe beseitigt werden, nur damit der Körper seine Funktionen überhaupt wahrnehmen kann. Jeden Tag sterben Milliarden von Zellen ab und müssen durch neue, möglichst gesunde Zellen ersetzt werden. Dabei spielen sowohl die Qualität der Nahrung als auch der ungehinderte Transport der Nährstoffe in die Zellen eine sehr wichtige Rolle.

**Weg der Nahrung bis in die Zellen**

## Mund

Alle Nahrung wird über den Mund aufgenommen. Das ist eine triviale Erkenntnis, wird in der Praxis aber oft nicht ernst genug genommen. Im Mund fängt die Verdauung an. Zwei Dinge sind wichtig: Gründlich kauen und die Nahrung ordentlich mit Speichel versetzen. Ernährungsforscher empfehlen, jeden Bissen vor dem Schlucken 20mal zu kauen. Gutes Kauen und gutes Einspeicheln sind die Grundvoraussetzung für eine optimale Nährstoffaufnahme über den Darm. Stress und Hetze sollte man vermeiden. Die Nahrungsaufnahme ist eine „Mahlzeit" und keine „Schlingzeit".

Der gut gekaute Speisebrei tritt über die Speiseröhre in den Magen ein.

**Mahlzeit statt Schlingzeit**

## Magen

Der Magen hat einen ph-Wert von 1-2 und ist somit sehr sauer. Die Salzsäure des Magens spaltet in erster Linie den Nährstoff Eiweiß in die Einzelbausteine, die so genannten Aminosäuren. Diese wichtige Funktion ist Grundvoraussetzung dafür, dass der anschließende Eiweißstoffwechsel im Körper funktionieren kann. Im Alter, nach Magenoperationen und bei chronischen Entzündungen der Magenschleimhaut (Gastritis) kann die Aufspaltung der Nahrung nachhaltig gestört sein.

Der Speisebrei verlässt den Magen und wird in den Zwölffingerdarm weitergeleitet.

**Spaltung von Eiweißen in Aminosäuren**

## Zwölffingerdarm

Im Zwölffingerdarm werden dem Speisebrei zur weiteren Verdauung wichtige Stoffe beigemischt: Das sind zum einen die Gallensäuren und zum anderen die Verdauungssäfte aus der Bauchspeicheldrüse. Die optimale Funktion des Zwölffingerdarmabschnittes ist nur bei einem ph-Wert >8 gewährleistet, d.h. innerhalb weniger Zentimeter muss der sehr saure Speisebrei mit Hilfe von basischen Säften aus den Zwölffingerdarmdrüsen in ein basisches Milieu überführt werden. Geschieht dies nicht, können als Folge oft Zwölffingerdarmgeschwüre entstehen.

Der Speisebrei wird in den Dünndarm weitergeleitet.

## Dünndarm

Die weit verbreitete Meinung: „Der Mensch ist, was er isst" stimmt nicht. Denn nur was der Mensch letztendlich über den Dünndarm aufnimmt, steht dem Körper auch zur Verfügung. Da in den ersten vier Bereichen der Verdauung (Mund – Magen – Zwölffingerdarm – Dünndarm) 60 bis 70 Prozent der Menschen bereits Funktionsstörungen haben, können viele ihre Lebensmittel nicht richtig aufnehmen. Sie leiden an einem Nährstoffmangel, obwohl sie ausreichend gute Nährstoffe zu sich genommen haben. Über längere Zeit wird dies gesundheitsschädlich.

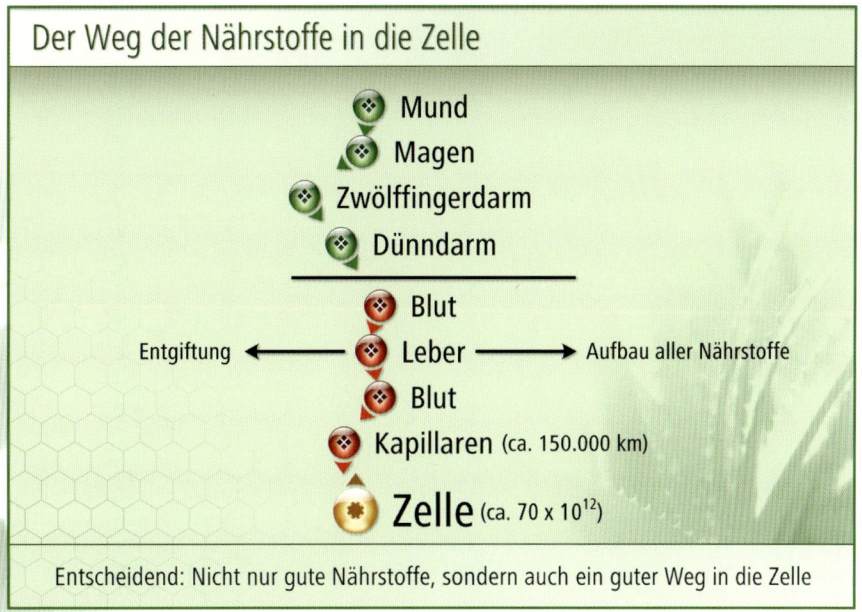

**Der Weg der Nährstoffe in die Zelle**

Mund
Magen
Zwölffingerdarm
Dünndarm

Blut
Entgiftung ← Leber → Aufbau aller Nährstoffe
Blut
Kapillaren (ca. 150.000 km)
Zelle (ca. $70 \times 10^{12}$)

Entscheidend: Nicht nur gute Nährstoffe, sondern auch ein guter Weg in die Zelle

Im Dünndarm entscheidet sich, welche Nährstoffe in den Körper gelangen und für weitere Stoffwechselvorgänge zur Verfügung stehen. Über die Dünndarmzellen gelangen die Nährstoffe ins Blut und werden von hier aus in die Leber transportiert.

## Leber

Die Leber ist das zentrale und universale Stoffwechselorgan des menschlichen Organismus mit zwei Hauptaufgaben:

### Die Leber

Die Leber ist das zentrale Aufbau- und Entgiftungs- organ des Körpers.

### 1. Umbau der gelieferten Nährstoffe

Die Körperzellen benötigen andere Nährstoffe, als sie der Dünndarm liefert. Tagsüber arbeitet die Leber als Hochleistungslabor die hier ankommenden Nährstoffe um. Aus Aminosäuren macht sie Enzyme und Proteine, aus Einfachzuckern (Monosaccharide) werden Mehrfachzucker (Polysaccharide). Aus Fettbruchstücken baut sie langkettige Fettsäuren.

### 2. Entgiftung

Abends und nachts stellt die Leber auf Entgiftung um. Aus den Körperzellen werden Reststoffe von Stoffwechselprozessen an die Leber zurückgeliefert, die sie so verarbeiten muss, dass sie über Darm und Nieren ausgeschieden werden können. Allerdings ist die Leber nicht unendlich belastbar. Das heißt: Zu viele tierische Fette, chemische Medikamente, Körperfremdstoffe (Gifte) schädigen sie nachhaltig und können zu Leberzirrhose und Fettleber führen. In diesen Fällen kann die Leber die Giftstoffe nicht mehr abbauen und lagert sie ein. Nach und nach wird die Funktionsfähigkeit der Leber immer mehr eingeschränkt, und dadurch werden die Körperzellen nicht mehr mit lebenswichtigen Baustoffen versorgt.

Aus der Leber werden die umgebauten Nährstoffe über den Blutkreislauf bis in die kleinsten Blutgefäße, die so genannten Kapillaren, transportiert. Das Kapillarsystem, das die 70 Billionen Körperzellen versorgt, ist ca. 150.000 km lang.

## Kapillaren und Grundsubstanz

Der letzte Schritt der Nährstoffe aus den Kapillaren in die Zellen ist zugleich auch der schwierigste, denn die Körperzellen sind nicht direkt mit den Kapillaren verbunden. Zwischen den Kapillaren und den Zellen befindet sich die so genannte Grundsubstanz. Die Grundsubstanz ist ein wässriges Milieu und beinhaltet wichtige Strukturen wie Bindegewebe, elastische Fasern, Abwehrzellen, Nervenbündel. Alle Nährstoffe werden durch die Zellwände der Kapillaren in die Grundsubstanz abgegeben und von dort in die Zellen transportiert. Das Gleiche gilt für den Sauerstoff, der – an die roten Blutkörperchen gebunden – in die Grundsubstanz gebracht wird.

Die Körperzellen nehmen die Nährstoffe und den Sauerstoff auf und produzieren als erstes Energie für den Wärmehaushalt des Körpers (36-37 Grad Celsius). Als zweites produziert die Zelle die Stoffe, auf die sie spezialisiert ist. Beispielsweise liefert eine Bauchspeicheldrüsenzelle spezielle Hormone wie Insulin und Enzyme, die Schilddrüsenzelle Schilddrüsenhormone. Bestimmte Magenzellen produzieren Säuren und Basen zur Regulation des Säure-Basen-Haushalts.

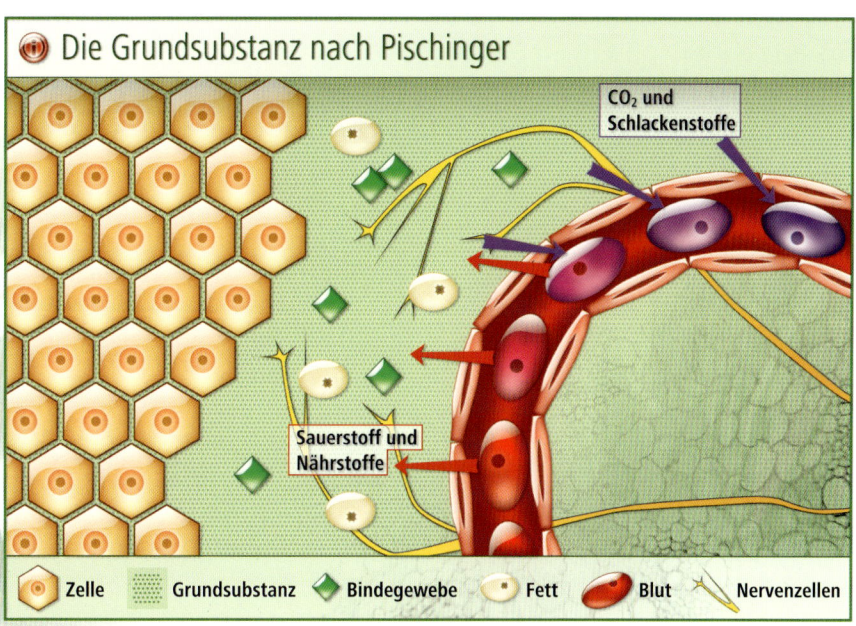

Die Grundsubstanz nach Pischinger

$CO_2$ und Schlackenstoffe

Sauerstoff und Nährstoffe

Zelle    Grundsubstanz    Bindegewebe    Fett    Blut    Nervenzellen

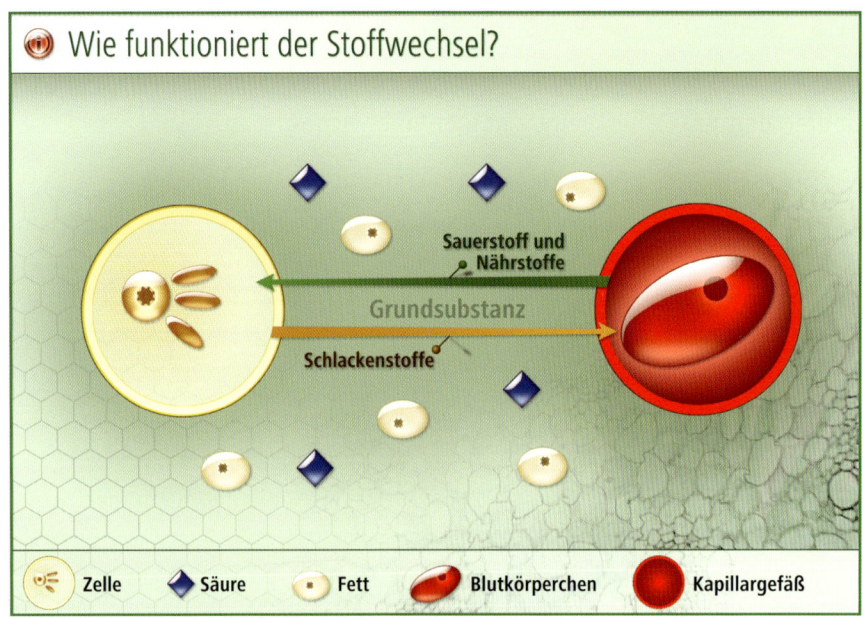

### Wie funktioniert der Stoffwechsel?

Sauerstoff und
Nährstoffe

Grundsubstanz

Schlackenstoffe

Zelle   Säure   Fett   Blutkörperchen   Kapillargefäß

Bei allen biochemischen Reaktionen in den Zellen ergeben sich Stoffwechselendprodukte (Schlackenstoffe), die aus den Zellen abtransportiert und entsorgt werden müssen. Dies geschieht wiederum über die Grundsubstanz, wobei die Schlacken sowohl über die Gefäße als auch über das Lymphsystem ausgeleitet werden.

Die ungehinderte Versorgung der Zellen mit Nährstoffen und Sauerstoff sowie den Abtransport von Schlacken aus den Zellen nennt man Stoffwechsel. Je besser dieser Vorgang funktioniert, desto gesünder ist der Mensch. Alle bekannten Zivilisationskrankheiten haben ihren Ursprung in einem gestörten Stoffwechsel. Dabei können Schlackenstoffe aus verschiedenen Gründen nicht mehr ausreichend entsorgt werden und verbleiben in der Grundsubstanz.

### Typische Stoffwechselerkrankungen sind z.B.

• Zuckerkrankheit (Diabetes mellitus)
• Leberversagen (Leberzirrhose)
• Nierenfunktionsstörungen
• Gehirnfunktionsstörungen (Parkinson, MS, Alzheimer)
• Störungen im Bereich der Haut (Neurodermitis)
• Störungen im Bereich der Knochen (Osteoporose)

## Negative Auswirkungen auf den Stoffwechsel

Achtung Übersäuerung!

Säuren und Basen nehmen im Körper eine wichtige Funktion für biochemische Reaktionen wahr. Während bei allen Verbrennungsvorgängen in Körperzellen Säuren anfallen, werden Basen nur in spezialisierten Zellen des Magens (Belegzellen) gebildet. Säuren werden beispielsweise benötigt, um im Magen Eiweiße zu spalten. Der gesamte Magen hat ein saures Milieu (Belegzellen ausgenommen). Messen kann man dies mit dem ph-Wert, einem Maß für die Wasserstoff-Ionen-Konzentration.

Im Körper gibt es verschiedene ph-Werte. Während der Magensaft mit ph-Wert 1-2 extrem sauer ist, sind die Säfte der Bauchspeicheldrüse mit einem ph-Wert größer 8 sehr basisch. Für das Blut ist ein ph-Wert von 7,35 bis 7,45 lebensnotwendig. Der Körper tut alles, um das Blut konstant in diesem Bereich zu halten. Kann der Körper dies aufgrund von Übersäuerung nicht mehr leisten, stirbt der Mensch. Ein Herzinfarkt ist eine klassische Übersäuerungsreaktion.

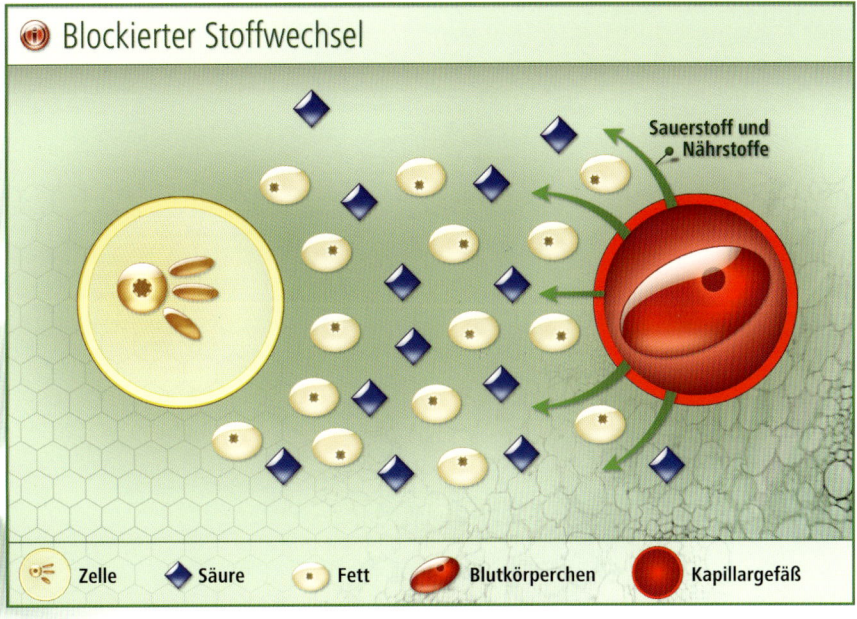

Blockierter Stoffwechsel

Sauerstoff und Nährstoffe

Zelle — Säure — Fett — Blutkörperchen — Kapillargefäß

Der menschliche Körper besitzt drei Möglichkeiten, um die im Stoffwechsel anfallenden Säuren und Basen im Gleichgewicht zu halten:

1. Die Pufferung über das Blut
2. Die Atmung (Schnelles Atmen senkt den Säure-Gehalt des Blutes, langsames Atmen bewirkt das Gegenteil.)
3. Die Nieren (Regulierung durch Ausscheidung von Säuren und Basen über den Harn)

Dies gelingt heutzutage jedoch nur noch bedingt. 90 Prozent aller Menschen leiden an einer zu starken, oft über Jahre aufgebauten Übersäuerung. Selbst bei Kindern und Jugendlichen kann man schon Zeichen der Übersäuerung feststellen.

> **Info**
>
> Sauer macht nicht lustig. Sauer macht uns krank.

## Ursachen der Übersäuerung

Durch falsches Essverhalten, z.B. schlechtes Kauen, hastiges Essen, häufiges und zu spätes Essen entwickeln viele Menschen im Laufe der Jahre eine Übersäuerung des Körpers (latente Azidose). Auch werden zu viele säurelockende Genussmittel wie z.B. Süßwaren, Kaffee, Wein und hochprozentiger Alkohol verzehrt. Durch eine übermäßige sportliche Betätigung kann eine dauerhafte Übersäuerung z.B. der Muskulatur herbeigeführt werden. Auch die Mehrzahl der chemischen Medikamente, Erkrankungen der Ver-

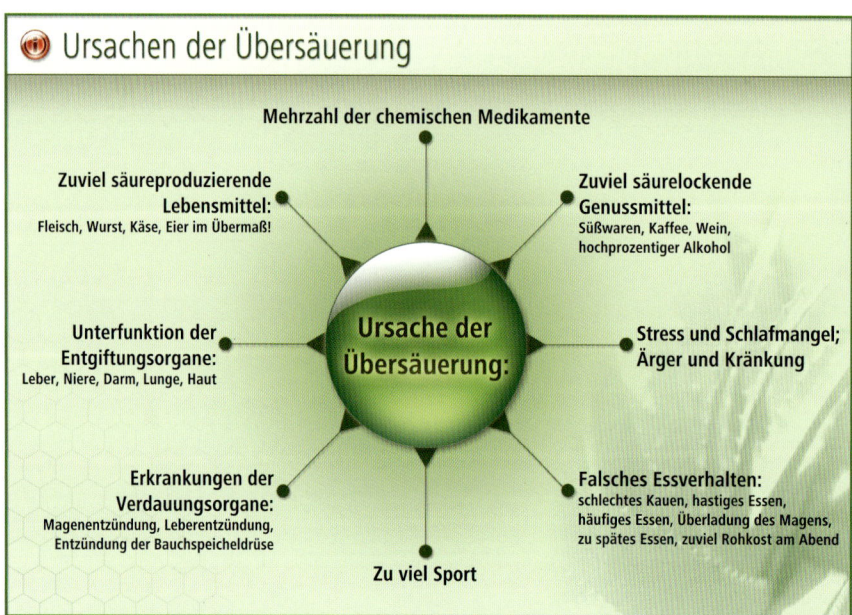

Ursachen der Übersäuerung

Mehrzahl der chemischen Medikamente

Zuviel säureproduzierende Lebensmittel: Fleisch, Wurst, Käse, Eier im Übermaß!

Zuviel säurelockende Genussmittel: Süßwaren, Kaffee, Wein, hochprozentiger Alkohol

Unterfunktion der Entgiftungsorgane: Leber, Niere, Darm, Lunge, Haut

Ursache der Übersäuerung:

Stress und Schlafmangel; Ärger und Kränkung

Erkrankungen der Verdauungsorgane: Magenentzündung, Leberentzündung, Entzündung der Bauchspeicheldrüse

Falsches Essverhalten: schlechtes Kauen, hastiges Essen, häufiges Essen, Überladung des Magens, zu spätes Essen, zuviel Rohkost am Abend

Zu viel Sport

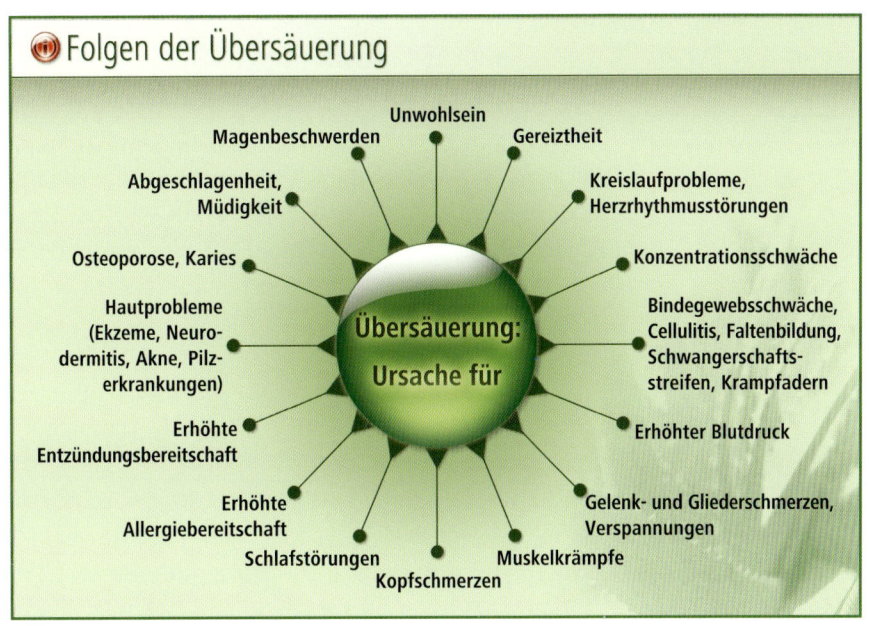

Folgen der Übersäuerung

Übersäuerung: Ursache für

- Unwohlsein
- Magenbeschwerden
- Gereiztheit
- Abgeschlagenheit, Müdigkeit
- Kreislaufprobleme, Herzrhythmusstörungen
- Osteoporose, Karies
- Konzentrationsschwäche
- Hautprobleme (Ekzeme, Neurodermitis, Akne, Pilzerkrankungen)
- Bindegewebsschwäche, Cellulitis, Faltenbildung, Schwangerschaftsstreifen, Krampfadern
- Erhöhte Entzündungsbereitschaft
- Erhöhter Blutdruck
- Erhöhte Allergiebereitschaft
- Gelenk- und Gliederschmerzen, Verspannungen
- Schlafstörungen
- Muskelkrämpfe
- Kopfschmerzen

dauungsorgane und Unterfunktion der Entgiftungsorgane führen auf Dauer zur Überflutung des Körpers mit Säuren. Hauptursachen für die Übersäuerung des Körpers in der heutigen Zeit sind der negative Stress (Ärger, Sorgen, Kränkungen) und Schlafmangel. Ist der Körper nicht mehr in der Lage, die Überproduktion von Säuren durch die körpereigene Basen-Produktion zu neutralisieren, entstehen daraus vielfältige Krankheitsbilder.

Klinische Symptome wie Magenbeschwerden (Gastritis), Sodbrennen, Glieder- und Gelenkschmerzen, schmerzhafte Muskelverspannungen im Bereich der Wirbelsäule, Abgeschlagenheit, Müdigkeit, Muskelkrämpfe, Hautprobleme, Gereiztheit, Konzentrationsschwäche, Kreislaufprobleme und Herzrhythmusstörungen sind eindeutige Zeichen für eine Übersäuerung des Körpers und bedürfen der Gegenregulation durch Basen. Ein besonderes Problem stellt die Übersäuerung für die kleinsten Blutgefäße (Kapillaren) dar. Die wichtigste Funktion der Kapillaren besteht darin, den in den roten Blutkörperchen transportierten Sauerstoff an die Körperzellen abzugeben und die Zellen mit Nährstoffen zu versorgen. Dies setzt optimale Durchblutungsverhältnisse voraus. Normalerweise sind die kleinsten Kapillaren nur noch für intakte rote Blutkörperchen durchlässig. Kommt es zur Übersäuerung des Blutes, verlieren die roten Blutkörperchen ihre Elastizität, die

### Klinische Symptome

- Magenbeschwerden
- Sodbrennen
- Glieder- und Gelenkschmerzen
- Muskelverspannungen
- Abgeschlagenheit
- Müdigkeit
- Muskelkrämpfe
- Gereiztheit
- Konzentrationsschwäche
- Kreislaufprobleme und
- Herzrhythmusstörungen

**Bluthochdruck**

Mit einer Erhöhung des Bluthochdrucks will der Körper Hindernisse und Eng-stellen überwinden.

Blutgefäßzellen schwellen an und führen dadurch zu einer weiteren Ver-engung der Kapillaren. Die roten Blutkörperchen legen sich wie Geldstücke hintereinander und es kommt zu Durchblutungsbehinderungen bis zum Durchblutungsstopp. Dadurch werden nachfolgende Gefäß- und Gewebe-strukturen nicht mehr mit Sauerstoff und Nährstoffen versorgt. Ein Herzin-farkt kann die Folge sein. Um diese Störung zu beseitigen, versucht der Körper mit der Erhöhung des Blutdrucks das Passagehindernis zu überwin-den. Auf Dauer führt das zum Krankheitsbild des Bluthochdrucks (Hyperto-nie).

## Basenlieferant AloeVera

AloeVera ist in der Lage, dem Körper Basen zur Verfügung zu stellen und damit einen wesentlichen Beitrag zur Entsäuerung des Körpers zu liefern. Nur in einem ausgeglichenen Säure-Basen-Haushalt kann der Stoffwechsel optimal funktionieren. Mund, Dünndarm und Dickdarm müssen im basi-schen Bereich liegen, um einer Pilzinfektion vorzubeugen, da Pilze sich nur im sauren Milieu vermehren.

Die Urin-ph-Messung mittels Teststreifen liefert bei ganz einfacher Hand-habung schon gute Indizien für eine Übersäuerung des menschlichen Körpers. Allerdings gibt es hier tageszeitlich immer wieder Schwankungen,

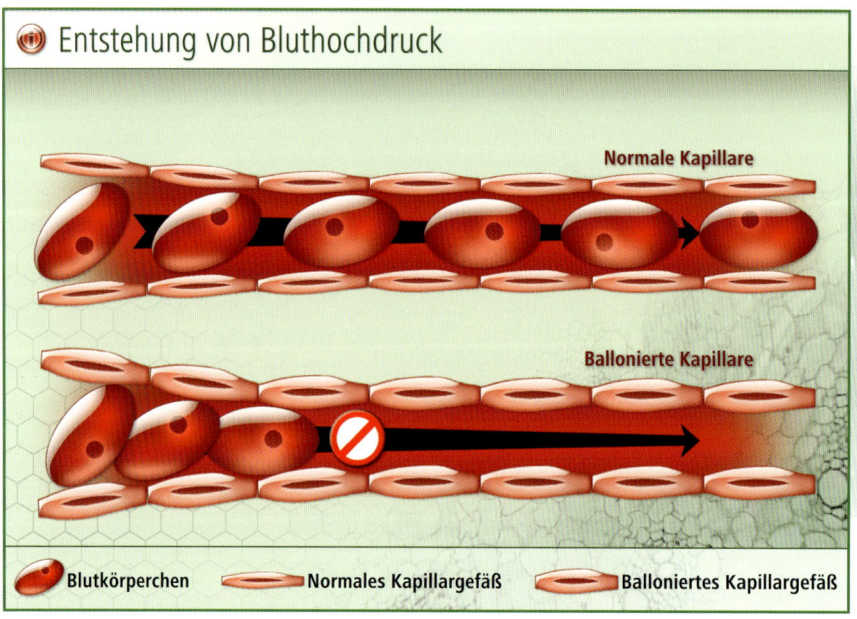

🔊 Entstehung von Bluthochdruck

Normale Kapillare

Ballonierte Kapillare

🔴 Blutkörperchen　　　⬭ Normales Kapillargefäß　　　⬭ Ballonniertes Kapillargefäß so dass man regelmäßig zu einem Zeitpunkt (morgens) messen sollte. Daneben ist es wichtig, unbedingt auf die vorher geschilderten klinischen Übersäuerungssymptome (S. 23) zu achten.

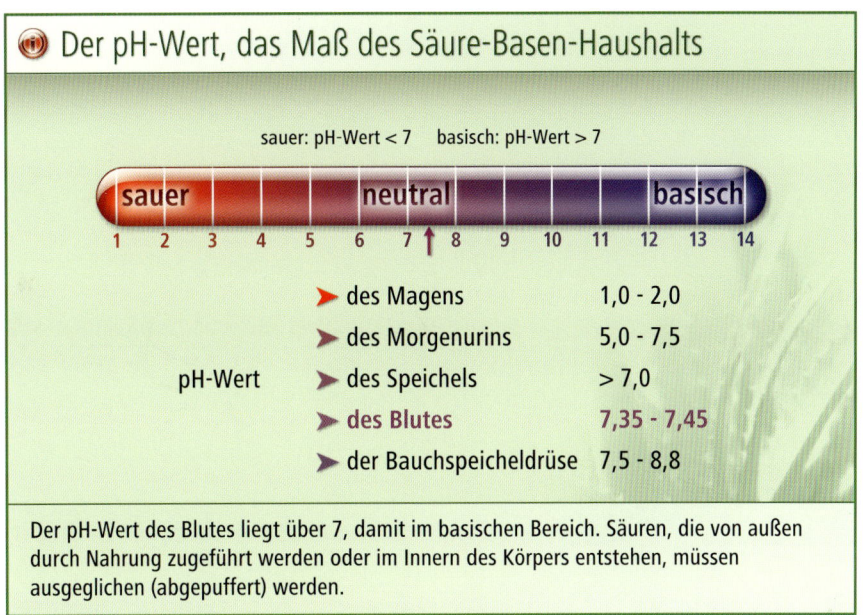

**Der pH-Wert, das Maß des Säure-Basen-Haushalts**

sauer: pH-Wert < 7    basisch: pH-Wert > 7

| sauer | | | | | | neutral | | | | | basisch | | |
|---|---|---|---|---|---|---|---|---|---|---|---|---|---|
| 1 | 2 | 3 | 4 | 5 | 6 | 7 | 8 | 9 | 10 | 11 | 12 | 13 | 14 |

| pH-Wert | | |
|---|---|---|
| | des Magens | 1,0 - 2,0 |
| | des Morgenurins | 5,0 - 7,5 |
| | des Speichels | > 7,0 |
| | des Blutes | 7,35 - 7,45 |
| | der Bauchspeicheldrüse | 7,5 - 8,8 |

Der pH-Wert des Blutes liegt über 7, damit im basischen Bereich. Säuren, die von außen durch Nahrung zugeführt werden oder im Innern des Körpers entstehen, müssen ausgeglichen (abgepuffert) werden.

## Verschlackung

Wenn die körpereigenen Regulationsvorgänge nicht mehr richtig funktionieren, kann das Blut nicht mehr ausreichend Säuren aufnehmen und gibt sie in die Grundsubstanz zurück. Dort führen die Säuren zu biochemischen Reaktionen, die das Bindegewebe verändern und den Stoffwechsel nachhaltig negativ beeinflussen. Cellulitis ist eine bekannte Folge. Da auch die anfallenden Säuren für die Grundsubstanz schädlich sind, hat der Körper zwei Möglichkeiten, auf dieses Problem zu reagieren:

1. Zufuhr von Wasser zur Verdünnung der Säuren. Dabei kann es zu Wasseransammlungen in bestimmten Körperbereichen kommen (Ödeme).

2. Zufuhr von Mineralien zum Neutralisieren der Säuren.

Ist der Körper nicht in der Lage, die Verbindung von Säuren und Mineralien abzutransportieren, fallen diese Stoffe in der Grundsubstanz als Schlackenstoffe an, werden dort deponiert und führen zu einer weiteren Verschlechterung des Stoffwechsels.

> **Verschlackung**
>
> Kann der Körper Schlackenstoffe nicht mehr abtransportieren, werden sie in der Grundsubstanz deponiert.

25

**Vergiftung**

Gifte sind auch Ergebnisse von Stoffwechselvorgängen, die in der Grundsubstanz zwischengelagert oder deponiert werden.

## Vergiftung der Grundsubstanz

Als Endprodukt vieler chemischer Reaktionen in den Körperzellen entstehen Gifte, die ebenfalls in der Grundsubstanz abgelagert werden, wenn der Körper sie nicht mehr entsorgen kann. Zur Vergiftung der Grundsubstanz tragen auch chemische Medikamente, anorganische Nahrungsmittel und Umweltgifte wie z.B. Amalgam und die so genannten „E-Stoffe" bei.

## Fette

Die heutige Ernährung enthält zu viele und falsche Fettsäuren, die vom Körper zwar aufgenommen, allerdings nicht verwertet werden. Anstatt diese aber wieder auszuscheiden, werden sie ebenfalls in der Grundsubstanz deponiert und führen im Laufe der Jahre zu Übergewicht. 30 Prozent aller Menschen und inzwischen sogar der Kinder sind bereits übergewichtig. Tendenz steigend. Dies führt zu einer Verschlechterung des Stoffwechsels.

## Zusammenfassung:

 Übergewicht ist kein kosmetisches Problem. 1 g Eiweiß oder Kohlenhydrate liefern 4 kcal. Alkohol bringt es auf 7 kcal. 1 g Fett liefert sogar 9 kcal. Dementsprechend fördert die Kombination aus fettem Essen in Verbindung mit Alkohohl die Fettleibigkeit extrem.

Übersäuerung, Schlacken, Gifte und eingelagertes Fett sorgen für einen stark reduzierten Stoffwechsel und fördern damit Krankheiten jeglicher Art.

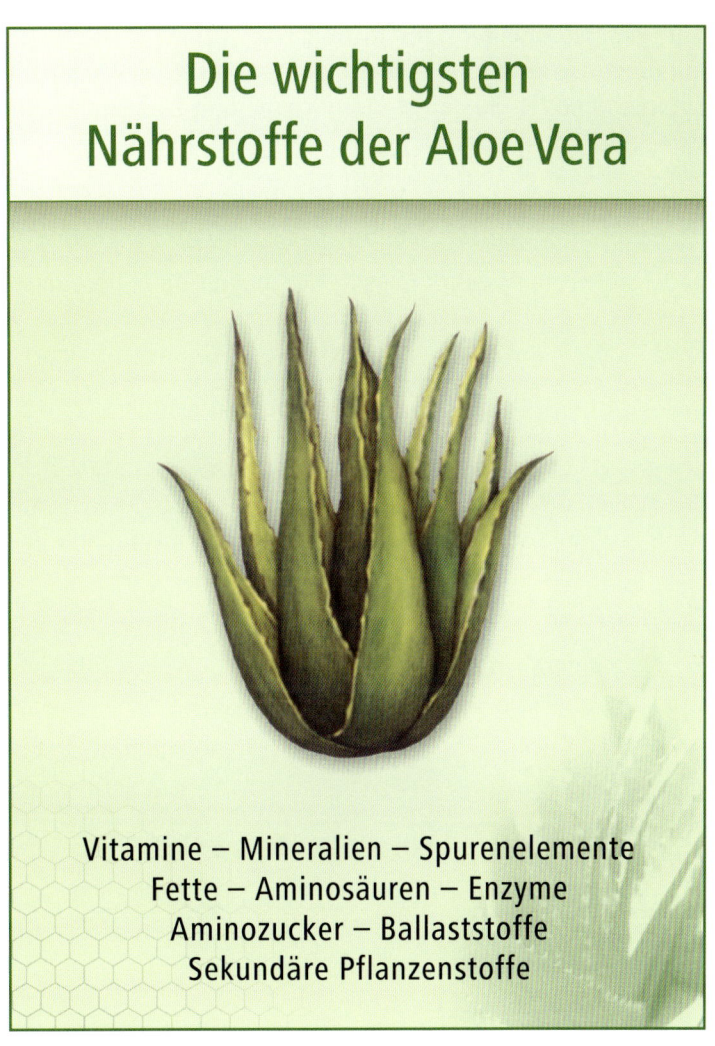

# Die wichtigsten Nährstoffe der Aloe Vera

Vitamine – Mineralien – Spurenelemente
Fette – Aminosäuren – Enzyme
Aminozucker – Ballaststoffe
Sekundäre Pflanzenstoffe

# Die wichtigsten Nährstoffe der AloeVera

## Nährstoffe

- Vitamine
- Enzyme
- Aminosäuren
- Mineralien
- Spurenelemente

AloeVera ist eine der nährstoffreichsten Pflanzen der Welt. Mehr als 200 Inhaltsstoffe konnten bis heute wissenschaftlich nachgewiesen werden. Entscheidend für die gute Verträglichkeit und Wirksamkeit von AloeVera ist eine hohe Bioverfügbarkeit, d.h. alle Inhaltsstoffe sind bioaktiv, ohne Nebenwirkungen und bewirken eine Verbesserung der Stoffwechselsituation im Körper. Unter den 300 verschiedenen AloeVera-Arten am besten verträglich und deswegen für den Menschen optimal ist die AloeVera Barbadensis Miller. Folgende Wirkstoffgruppen sind in der AloeVera enthalten:

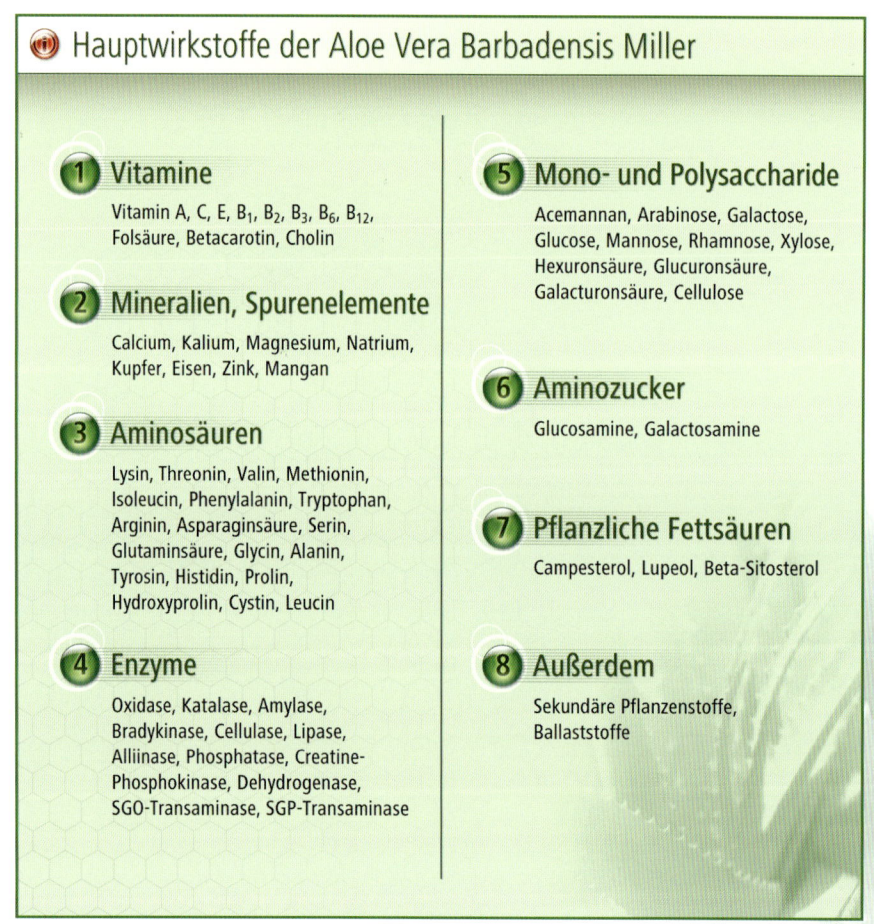

## Hauptwirkstoffe der Aloe Vera Barbadensis Miller

**1 Vitamine**

Vitamin A, C, E, $B_1$, $B_2$, $B_3$, $B_6$, $B_{12}$, Folsäure, Betacarotin, Cholin

**2 Mineralien, Spurenelemente**

Calcium, Kalium, Magnesium, Natrium, Kupfer, Eisen, Zink, Mangan

**3 Aminosäuren**

Lysin, Threonin, Valin, Methionin, Isoleucin, Phenylalanin, Tryptophan, Arginin, Asparaginsäure, Serin, Glutaminsäure, Glycin, Alanin, Tyrosin, Histidin, Prolin, Hydroxyprolin, Cystin, Leucin

**4 Enzyme**

Oxidase, Katalase, Amylase, Bradykinase, Cellulase, Lipase, Alliinase, Phosphatase, Creatine-Phosphokinase, Dehydrogenase, SGO-Transaminase, SGP-Transaminase

**5 Mono- und Polysaccharide**

Acemannan, Arabinose, Galactose, Glucose, Mannose, Rhamnose, Xylose, Hexuronsäure, Glucuronsäure, Galacturonsäure, Cellulose

**6 Aminozucker**

Glucosamine, Galactosamine

**7 Pflanzliche Fettsäuren**

Campesterol, Lupeol, Beta-Sitosterol

**8 Außerdem**

Sekundäre Pflanzenstoffe, Ballaststoffe

# Vitamine – Lebensnotwendige Funktionsträger

**Wie die Mineralien und Spurenelemente sind auch die Vitamine lebensnotwendige Substanzen, die der Körper nicht selbstständig bilden kann und die ihm deshalb ständig zugeführt werden müssen. Jedes Vitamin übernimmt spezielle Funktionen im Organismus. So beeinflussen sie z. B. die Umwandlung von Nahrung in Energie, den Aufbau von Körpergewebe, das Immunsystem, die Bildung von Hormonen, die Entgiftung des Körpers und die Enzyme, die bei allen möglichen Lebensprozessen „mitmischen".**

Erst Anfang unseres Jahrhunderts sind Mediziner durch Erforschung der Mangelkrankheiten den Vitaminen auf die Spur gekommen. Der Name „Vitamin" ist eine Zusammensetzung aus lat. vita (Leben) und amin, was auf die chemische Struktur – eine organische Stickstoffverbindung – verweist. Die ersten untersuchten Vitamine waren solche Verbindungen; die meisten Vitamine jedoch, die man erst später entdeckte, gehören zu anderen Stoffklassen wie beispielsweise den Säuren. Die Bezeichnung geht zurück auf den polnisch-amerikanischen Biochemiker Casimir Funk, der ihn 1912 prägte.

## Wasser- und fettlösliche Vitamine

Es gibt zwei Gruppen von Vitaminen, die **wasserlöslichen** und die **fettlöslichen. Wasserlösliche Vitamine (Vitamin C und alle B-Vitamine)** verteilen sich auf alle wasserhaltigen Zonen des Körpers, wirken also fast überall, so zum Beispiel im Blut oder zwischen den Zellen, da der Körper sie nicht speichern kann. Ein Zuviel an wasserlöslichen Vitaminen wird einfach wieder ausgeschieden. Nur Vitamin $B_{12}$ kann wie die fettlöslichen Vitamine in der Leber gelagert werden.

**Die fettlöslichen Vitamine A, E, D und K** sammeln sich in einigen Organen und Geweben, wie der Zellmembran. Zur Fortbewegung in wässrigen Gebieten des Körpers brauchen sie als Transportmittel einen Hilfsstoff, der sie wie eine Hülle umgibt.

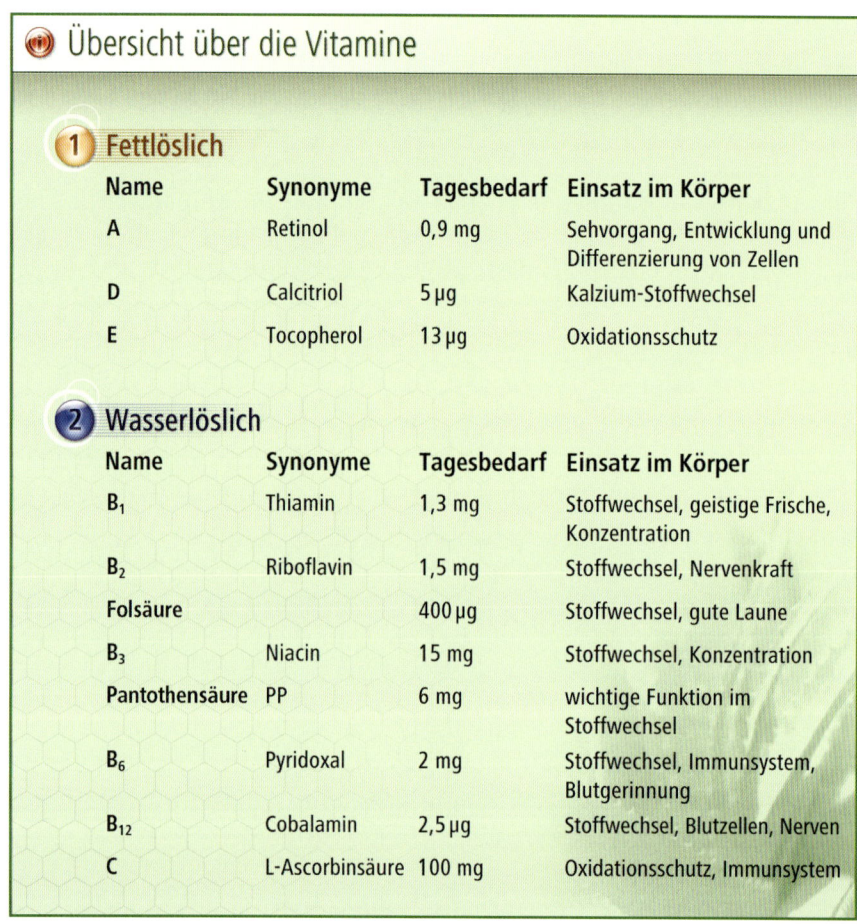

### Übersicht über die Vitamine

#### ① Fettlöslich

| Name | Synonyme | Tagesbedarf | Einsatz im Körper |
|---|---|---|---|
| A | Retinol | 0,9 mg | Sehvorgang, Entwicklung und Differenzierung von Zellen |
| D | Calcitriol | 5 µg | Kalzium-Stoffwechsel |
| E | Tocopherol | 13 µg | Oxidationsschutz |

#### ② Wasserlöslich

| Name | Synonyme | Tagesbedarf | Einsatz im Körper |
|---|---|---|---|
| $B_1$ | Thiamin | 1,3 mg | Stoffwechsel, geistige Frische, Konzentration |
| $B_2$ | Riboflavin | 1,5 mg | Stoffwechsel, Nervenkraft |
| Folsäure | | 400 µg | Stoffwechsel, gute Laune |
| $B_3$ | Niacin | 15 mg | Stoffwechsel, Konzentration |
| Pantothensäure | PP | 6 mg | wichtige Funktion im Stoffwechsel |
| $B_6$ | Pyridoxal | 2 mg | Stoffwechsel, Immunsystem, Blutgerinnung |
| $B_{12}$ | Cobalamin | 2,5 µg | Stoffwechsel, Blutzellen, Nerven |
| C | L-Ascorbinsäure | 100 mg | Oxidationsschutz, Immunsystem |

Nicht die Menge der einzelnen Vitamine ist für die Wirkung im Körper entscheidend, sondern ihre Vielfalt und Fähigkeit, sich gegenseitig zu ergänzen.

 Aloe Vera enthält eine biochemisch hochaktive Mischung aus fettlöslichen (Vorstufe Betacarotin, Vitamin A und E) und wasserlöslichen B-Vitaminen ($B_1$, $B_2$, $B_3$, $B_6$, $B_{12}$, Folsäure, Cholin) sowie dem lebenswichtigen Vitamin C.

## Vitaminmangel

Selbst bei gesunder, ausgewogener Ernährung ist der tägliche Vitaminbedarf des Menschen heute nicht mehr völlig gedeckt. Unterernährung, Fehlernährung oder Resorptionsstörungen können zu Vitaminmangel (Hypovitaminose) und in Extremfällen zu völligem Fehlen von Vitaminen im Körper (Avitaminose) führen. Auch durch das Absterben der Darmflora, z.B. durch Antibiotikagaben, kann es zu Mangelzuständen bestimmter Vitamine (K, $B_{12}$, H) kommen.

Ein Vitaminmangel kann verschiedene Krankheiten wie Skorbut, Beriberi und Nachtblindheit auslösen oder – bei völligem Fehlen – gar den Tod bedeuten. Dies kommt heute noch in Entwicklungsländern vor. Auch in den Industriestaaten ist Vitaminmangel inzwischen wieder ein Problem. Hier gibt es bestimmte Faktoren, die einen Vitaminmangel begünstigen. Dazu gehören neben Umweltbelastungen, einseitiger Ernährung, Stress, Alkohol- und Nikotinkonsum sowie bestimmten Krankheiten und Medikamenten, auch so genannte Vitaminkiller (Antibiotika, Wassertabletten, Schmerzmittel, Antibabypille, Herz- und Blutdruckmittel). Eine Überdosis an Vitaminen ist nur in bestimmten Fällen gefährlich und führt zu Vergiftungserscheinungen, nämlich bei den Vitaminen A und D.

**Vitaminenmangel**

Selbst bei gesunder und ausgewogener Ernährung ist der tägliche Vitaminbedarf des Menschen nicht mehr gedeckt. Vitaminmangel macht krank.

### Vitaminmangel in Deutschland

Prozentualer Anteil Erwachsener bis 35 Jahre, deren Vitaminzufuhr unterhalb der Empfehlung der Deutschen Gesellschaft für Ernährung liegt.

| Vitamin | Frauen | Männer |
|---|---|---|
| Vitamin A | 46% | 50% |
| Vitamin C | 49% | 56% |
| Vitamin E | 52% | 32% |
| Vitamin B | 82% | 68% |
| Vitamin $B_1$ | 61% | 45% |
| Vitamin $B_2$ | 71% | 59% |
| Vitamin $B_6$ | 76% | 53% |
| Vitamin $B_{12}$ | 66% | 31% |
| Folsäure | 99% | 97% |

# Vitamin A – Das Haut- und Augen-Vitamin

Vitamin A ist ein fettlösliches Vitamin, das hauptsächlich in tierischen Nahrungsmitteln, aber auch als so genanntes Provitamin A in Form von Pflanzenfarbstoffen (Carotinoiden) aufgenommen werden kann. Die höchste Vitamin A-Wirksamkeit hat dabei das Betacarotin. Vitamin A kann in der Leber gespeichert und von dort über das Blut zu den Zellen transportiert werden. Das Carotin wird im Dünndarm gespalten und über die Lymphe transportiert.

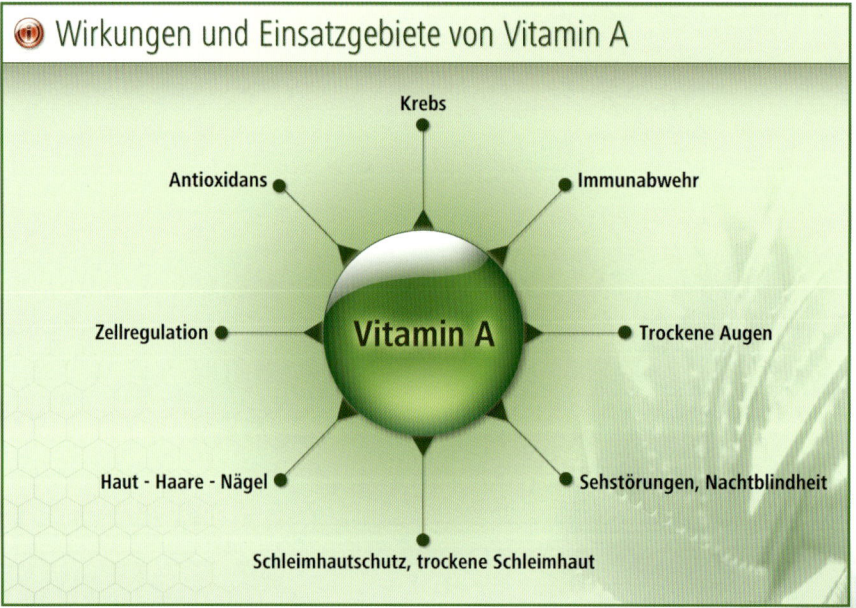

Wirkungen und Einsatzgebiete von Vitamin A

Krebs
Antioxidans
Immunabwehr
Zellregulation
Vitamin A
Trockene Augen
Haut - Haare - Nägel
Sehstörungen, Nachtblindheit
Schleimhautschutz, trockene Schleimhaut

## Funktion im Körper

Vitamin A beeinflusst das Wachstum und die Bildung von Haut, Schleimhäuten und Knorpelgewebe. Es spielt eine wichtige Rolle für das Sehen. Auch für Reproduktionsvorgänge von Zellen sowie für die Produktion von Testosteron ist es von Bedeutung.

## Vitamin A-Mangel

Man vermutet, dass es einen Zusammenhang zwischen Vitamin A-Mangel und Krebs, Kreislaufkrankheiten und Grauem Star gibt. Möglicherweise ist der Vitaminmangel einer der Mitauslöser dieser Krankheiten. Diabetes und Mukoviszidose können umgekehrt Auslöser für einen niedrigen Vitamin A-Spiegel sein.

Ein Vitamin A-Mangel macht sich oft erst nach einem Zeitraum von mehreren Monaten bemerkbar. Die Symptome können verschiedene Formen annehmen, wie beispielsweise Nachtblindheit oder Akne. Bei starkem Mangel können Wachstumsstörungen, Gewebeschäden, Infekte, Atemwegs- und Durchfallerkrankungen sowie die Augenkrankheit Xerophthalmie auftreten, die zu Blindheit führen kann. Um den Mangel therapeutisch zu beheben, werden in schweren Fällen sehr hohe Dosen Vitamin A gegeben.

## Vitamin A-Überdosierung

Vitamin A kann man auch überdosieren. Da nicht wie bei den wasserlöslichen Vitaminen ein Zuviel einfach ausgeschieden wird, ist hier Vorsicht geboten. Eine Überdosierung (Hypervitaminose) entsteht bei längerer Einnahme von mehr als 30 mg am Tag und äußert sich durch Schmerzen, Schwindel und Erbrechen. Außerdem kommt es längerfristig zu allgemeiner Schwäche und Erschöpfung, trockener Haut, Lippenentzündungen, Haarverlust, Kopfschmerzen, Lebervergrößerung, verminderter oder ausbleibender Menstruation und schmerzhaften Schwellungen der Knochen und Gelenke. Bei zu viel Lebertran hat man beispielsweise Schädigungen der Hornhaut beobachtet. Eine Überdosierung von Vitamin A in der Schwangerschaft kann zu Missbildungen des Kindes führen.

Eine Überdosierung entsteht übrigens nur bei Einnahme des aktiven Vitamin A; Provitamin A (Carotinoide) darf man in beliebiger Menge zu sich nehmen. Eine Umwandlung in Vitamin A wird nämlich dem Bedarf angepasst. Bei Aloe Vera-Gel ist selbst bei täglichem Verzehr von 1 Liter keine Überdosierung zu erwarten.

> **Vitamin A**
>
> Vitamin A beeinflusst das Wachstum, die Bildung von Haut, Schleimhäuten und Knorpeln. Es spielt eine wichtige Rolle für das Sehen.

 Aloe Vera enthält sowohl fertiges Vitamin A als auch seine Vorstufe, das Betacarotin. Aus Betacarotin stellt der Körper bei Bedarf zusätzliches Vitamin A her.

# Vitamin C – Das Immun-Vitamin

**Vitamin C wird vom Menschen benötigt, da ihm im Laufe der Evolution ein Enzym verlorengegangen ist. Neben seiner Unterstützung als Coenzym bei der Produktion von Bindegewebe, von Zähnen, Zahnfleisch, Blut, Knochen, den Gallensäuren unterstützt es das Immunsystem bei der Abwehr von Infekten. Es hilft außerdem bei der Eisenverwertung im Körper. Seine Hauptfunktion ist die antioxidative Wirkung.**

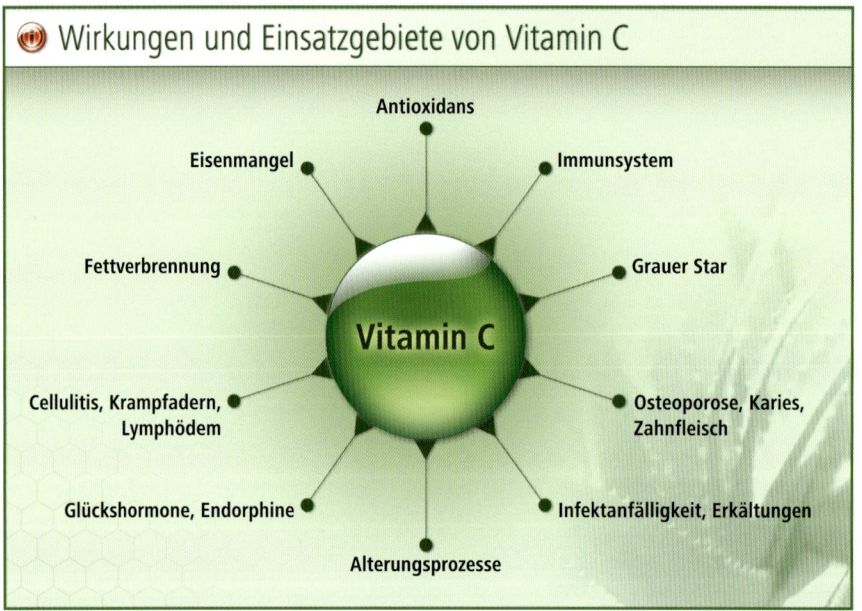

Wirkungen und Einsatzgebiete von Vitamin C

## Vitamin C-Mangel

Ein Mangel an Vitamin C äußert sich in Bindegewebsschäden und Schädigungen der Muskulatur, Zahnfleischbluten bis hin zu Zahnausfall. Diese als Skorbut gefürchtete Krankheit tritt heute in der westlichen Welt kaum noch auf. Bei einem leichteren Mangel, besonders bei älteren Menschen, kommt es zu Schwächen des Immunsystems, zu Erkältungen, Müdigkeit, Konzentrationsstörungen und verzögerter Wundheilung.

## Täglicher Bedarf

Vitamin C muss dem Körper ständig zugeführt werden, da er es nicht speichern kann. Die von der Deutschen Gesellschaft für Ernährung empfohlene Menge von 100 mg pro Tag gilt als Richtwert für den gesunden Erwachsenen und kann die Wahrscheinlichkeit, eine Erkältung zu bekommen oder an Krebs zu erkranken, herabsetzen. Bei Schwangeren, Stillenden, Alkoholikern und Rauchern besteht ein erhöhter Bedarf. Auch Menschen, die Stress ausgesetzt sind, sowie Sportler brauchen mehr Vitamin C. Orthomolekularmediziner empfehlen 1.000 mg Vitamin C täglich, damit die vielen Vitamin C-abhängigen Reaktionen regelgerecht ablaufen können!

| Vitamin C |
| --- |
| ist ein wichtiges Antioxidans. Es kann nicht im Körper gebildet und auch nicht gespeichert werden. Deswegen muss es ständig zugeführt werden. Es ist lebenswichtig. |

Normalerweise ist ein Zuviel an Vitamin C unschädlich, da es über die Nieren ausgeschieden wird. Allerdings können bei entsprechender Veranlagung zu hohe Dosen die Nierensteinbildung fördern. Außerdem kann Vitamin C das Vitamin $B_{12}$ aus der Nahrung zerstören sowie eine abführende Wirkung haben.

Das pflanzliche, bioaktive Vitamin C in Aloe Vera-Gel führt auch bei höchster Dosierung nicht zur Nierensteinbildung.

# Vitamin E – Das Vitamin gegen Entzündungen

**Vitamin E ist ein wichtiges Antioxidans, das heißt, es sitzt auf der Zellmembran und schützt die Zelle vor Freien Radikalen und Sauerstoffradikalen, die durch Stoffwechselvorgänge entstehen oder aus der Umwelt aufgenommen werden, und Krankheiten, möglicherweise auch Krebs, auslösen können. Diese Fähigkeit hat es mit den Vitaminen A und C gemeinsam.**

> **Vitamin E**
>
> wirkt gegen Entzündungen im Bereich der Gelenke und schützt die Zellen vor Freien Radikalen.

Speziell beim Fettstoffwechsel spielt Vitamin E eine Rolle. Depotfette, Membranfette und Fettproteine können mit Vitamin E abgebaut werden. Auch beim Eiweißstoffwechsel wirkt Vitamin E mit, schützt weiterhin die Zellen, unterstützt das Immunsystem und verhindert das Verklumpen von Blutplättchen.

## Vitamin E-Mangel

Vitamin E-Mangel tritt selten auf, da es in vielen Nahrungsmitteln enthalten ist. Sollte dennoch zu wenig davon aufgenommen werden, werden zuerst die Reserven, die im Körperfett gespeichert sind, aufgebraucht. Beschwerden treten deshalb erst nach längerer Zeit auf. Es kann zu Konzentrations- und Muskelschwächen kommen.

Das Immunsystem wird gestört. Es entstehen leichter Infektionen; Krankheiten wie Krebs, Rheuma, Diabetes, Arterienverkalkung (Arteriosklerose) und Schlaganfällen wird vermutlich Vorschub geleistet. Heute empfehlen sogar Rheumatologen Vitamin E für die Rheumatherapie.

## Täglicher Bedarf

Eine Unterversorgung mit Vitamin E entsteht nur selten, da die empfohlenen sechs bis acht Milligramm pro Tag normalerweise mit der Nahrung zugeführt werden. Diese Richtlinie gilt aber nicht, wenn auch viele ungesättigte Fettsäuren mit der Nahrung aufgenommen werden. Dann erhöht sich der Bedarf bei Männern auf etwa 14 mg, bei Frauen auf etwa 12 mg. Schwangere und Stillende benötigen entsprechend mehr.

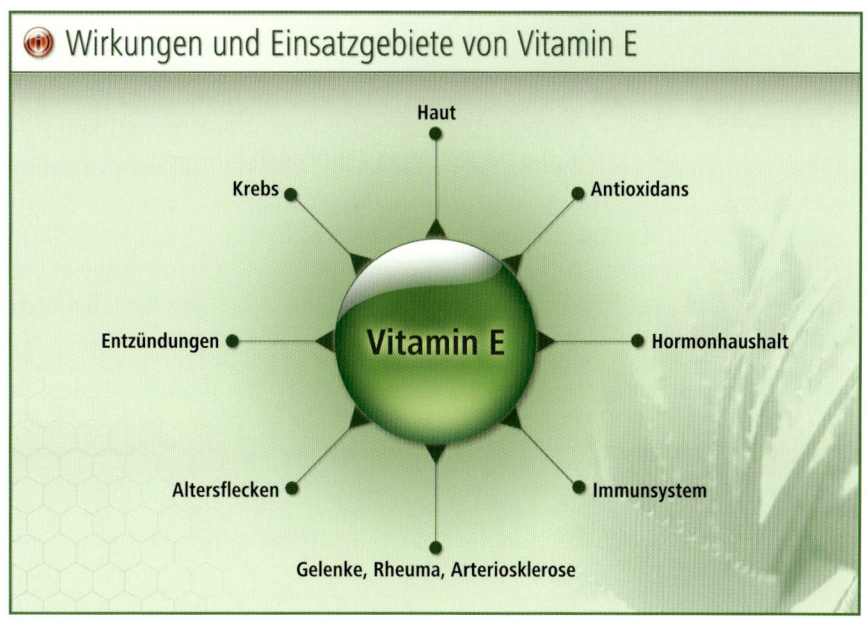

Wirkungen und Einsatzgebiete von Vitamin E

Haut

Krebs

Antioxidans

Entzündungen

Vitamin E

Hormonhaushalt

Altersflecken

Immunsystem

Gelenke, Rheuma, Arteriosklerose

Raucher sowie Menschen, die großen Belastungen oder Stress ausgesetzt sind, weiterhin Herzkranke und immungeschwächte Patienten haben ebenfalls einen erhöhten Bedarf. Orthomolekularmediziner empfehlen ab einem Alter von 50 Jahren und gegen entzündliche Prozesse im Körper (z.B. Rheuma) eine Dosis von 600 mg Vitamin E als Antioxidans. Eine übermäßige Aufnahme von Vitamin E ist kaum möglich. Erst ab etwa 3.000 mg können die Blutgerinnung, Verdauung und Muskelkraft beeinträchtigt werden.

## Info

Orthomolekularmediziner empfehlen eine Tagesdosis von 600 mg Vitamin E.

 Aloe Vera-Gel enthält die hochwirksame Vitaminmischung **ACE**, die zur Bekämpfung der „Freien Radikalen" sehr wirksam ist.

# Freie Radikale – Aggressiver Sauerstoff

**Die Gesundheitsbedrohung Nr.1**

„Freie Radikale" werden als natürliche Stoffwechselprodukte permanent in unserem Körper hergestellt und erfüllen grundsätzlich lebenswichtige Aufgaben. Allerdings können Umweltbelastungen, Ernährungsmängel, körperlicher oder seelischer Stress, aber auch Medikamente und Verletzungen zu einer unkontrollierten Produktion Freier Radikale führen. Die Selbstregulation durch den Körper ist dann gestört. Ohne Sauerstoff können wir nicht leben, aber Sauerstoff in Form von Freien Radikalen verursacht lebensbedrohliche Krankheiten und fördert den vorzeitigen Alterungsprozess.

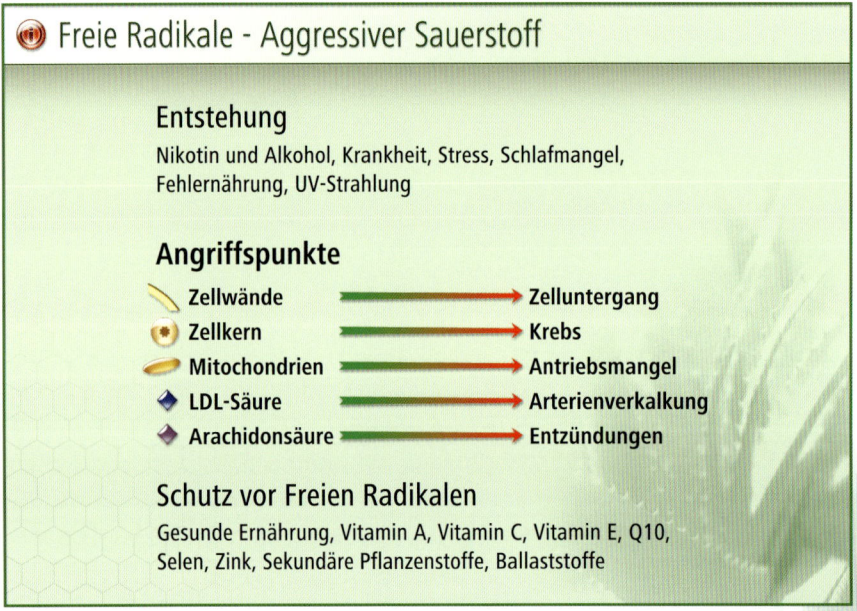

Arterienverkalkung (Arteriosklerose), Krebs und Rheuma – diese unterschiedlichen Erkrankungen haben eines gemeinsam: Sie werden durch Freie Radikale – äußerst reaktionsfreudige, gefährliche Stoffwechselprodukte – (mit)verursacht.

Übersteigt die Bildung Freier Radikale eine gesunde Konzentration, spricht man von „oxidativem Stress", was sich im Blut nachweisen lässt. Die chemisch schnell und aggressiv wirkenden Freien Radikale stören und zerstö-

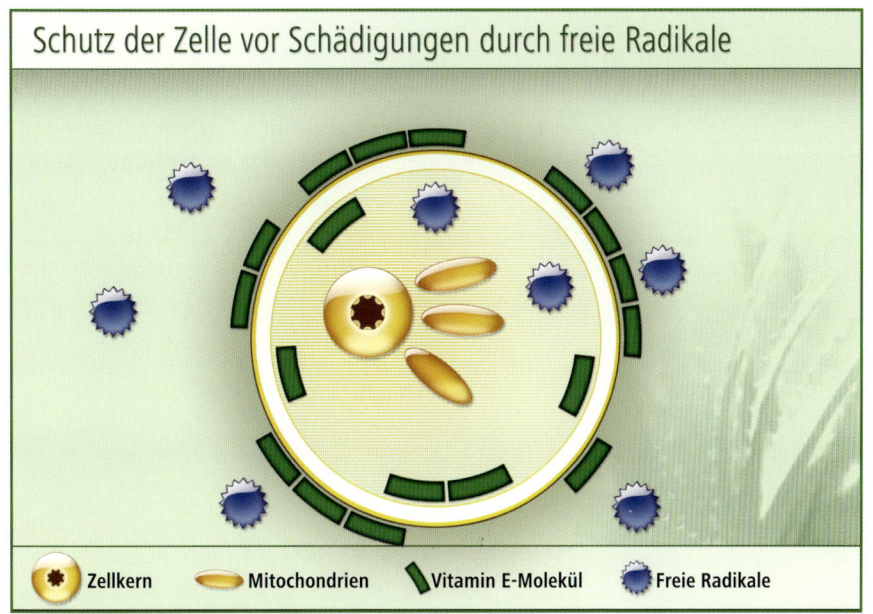

**Schutz der Zelle vor Schädigungen durch freie Radikale**

Zellkern    Mitochondrien    Vitamin E-Molekül    Freie Radikale

ren wichtige Funktionen und Strukturen im Körper wie z.B. Zellmembrane oder die DNA, wodurch Krankheiten entstehen und unser Organismus vorzeitig altert. Die Natur hat einen Selbstschutz gegen Freie Radikale entwickelt, die Antioxidantien. Dazu gehören bestimmte Vitamine, Mineralien, Enzyme und Pflanzenstoffe. Diese Wirkstoffe reagieren besonders schnell mit den aggressiven Sauerstoffverbindungen und machen sie unschädlich. Die Kombination mehrerer Wirkstoffe zu einem Breitband-Antioxidans kann oxidativen Stress am wirkungsvollsten bekämpfen.

Übersteigt die Konzentration Freier Radikale die antioxidative Kapazität des Organismus, kommt es zum oxidativen Stress. Wichtige Zellstrukturen werden zerstört. Besonders bei entzündlichen Prozessen (Gelenkentzündungen, Allergien), Infektionen oder Ischämie-Reperfusions-Situationen (nach Operationen) kommt es zu einem massiven Anfall Freier Radikale.

**Antioxidantien**

Antioxidantien sind Vitamine, Mineralstoffe, Enzyme und Pflanzenstoffe, die Freie Radikale unschädlich machen.

Die in AloeVera enthaltenen Vitamine ACE helfen beim Kampf gegen die Freien Radikalen zusammen mit Zink, sekundären Pflanzenstoffen und Ballaststoffen.

# Vitamin $B_1$ – Das Vitamin für geistige Frische

Vitamin $B_1$ spielt im Kohlenhydrat- und Fettstoffwechsel (als Coenzym) eine wichtige Rolle. Es trägt dazu bei, dass der Körper Energie aus der Nahrung gewinnen kann. Weiterhin übernimmt es bestimmte Funktionen im Nervensystem. Das Vitamin $B_1$ ist lebensnotwendig und überall im gesunden Körper verteilt, sowohl in den wichtigen Organen als auch im Gewebe und der Muskulatur.

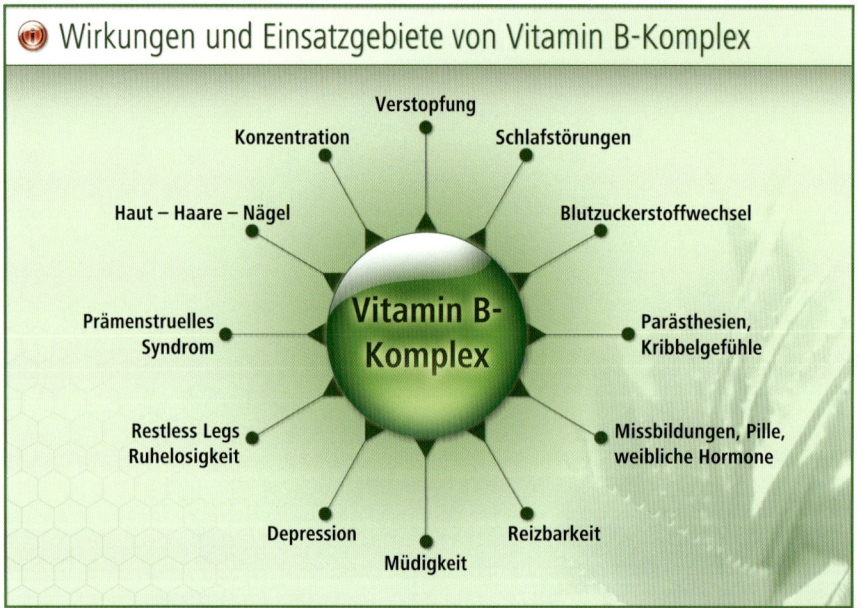

## Vitamin $B_1$-Mangel

Schwerer Vitamin $B_1$-Mangel äußert sich in Symptomen wie neurologischen Störungen, Muskelschwund (Muskelatrophie) und Herzinsuffizienz, die unter dem Namen „Beriberi" zusammengefasst werden. In den Industrieländern taucht die Krankheit meist im Zusammenhang mit Alkoholismus oder schwerer Fehlernährung auf, ist aber eher selten. Leichtere Mangelerscheinungen hingegen treten bei uns häufig auf.

Da wir zuviel Produkte aus geschältem Reis und aus Weißmehl statt Vollkornmehl essen und häufig Stresssituationen ausgesetzt sind, haben viele von uns einen leichten Vitamin $B_1$-Mangel, der sich beispielsweise in Schlaf- und Konzentrationsstörungen, Appetitlosigkeit, Reizbarkeit und Verdauungsstörungen äußert. Hält dieser Zustand über längere Zeit an, kann er zu Herz-Kreislauf-Störungen, Muskelkrämpfen und Depressionen führen.

## Täglicher Bedarf

Der menschliche Körper enthält etwa 30 mg Vitamin $B_1$, ist aber auf eine ständige Zufuhr angewiesen. Je nach Energieverbrauch benötigt er mehr oder weniger davon, speichern kann er es nur kurz. Die Deutsche Gesellschaft für Ernährung empfiehlt für Erwachsene eine Tagesaufnahme von 1,0 bis 1,3 mg, also ebenso viel wie durchschnittlich verbraucht wird. Eine Überdosierung ist kaum möglich, da ein Zuviel über die Nieren ausgeschieden wird.

Durch einseitige Ernährung ohne Vollkornprodukte haben viele Menschen einen leichten Vitamin $B_1$-Mangel. Stress, Leistungssport, Einnahme der Pille, Schwangerschaft, Stillzeit, Tabak, Alkohol und bestimmte Krankheiten sind ebenfalls Faktoren, die einen Mangel begünstigen. Menschen mit erhöhtem Bedarf sollten deshalb die Tagesdosis auf 5 bis 10 mg erhöhen, jedoch nicht, ohne dies vorher mit einem Arzt abgeklärt zu haben.

> **Vitamin $B_1$**
>
> Vitamin $B_1$ steigert die geistige Frische und erhöht die Konzentrationsfähigkeit.

 Vitamin $B_1$ in Aloe Vera verbessert den Zucker- und Fettstoffwechsel, stabilisiert das Nervensystem, stärkt Herz und Kreislauf .

# Vitamin $B_2$ – Das Fitness-Vitamin

**Vitamin $B_2$ ist ein Komplex aus mehreren Vitaminen: Riboflavin, Folsäure und Pantothensäure. Alle vier Bestandteile des Vitamin $B_2$ übernehmen als Coenzyme wichtige Funktionen im Protein- und Energiestoffwechsel. Außerdem spielen sie eine Rolle im Nervensystem, wo sie bestimmte Hormone kontrollieren.**

## Vitamin $B_2$-Mangel

> **Vitamin $B_2$**
>
> Vitamin $B_2$ erhöht die Fitness und wirkt Depressionen vor.

Weil Vitamin $B_2$ so verschiedene Aufgaben hat, führt ein Mangel auch zu unterschiedlichen Störungen. Ein Vitamin $B_2$-Mangel ruft beispielsweise Hautveränderungen, Durchfall und Depressionen hervor.

Weitere Beschwerden, die durch schweren Vitamin $B_2$-Mangel entstehen können, sind Entzündungen der Schleimhäute, Sehstörungen und neurologische Störungen. Besonders in der Dritten Welt kommt es zu solchen Mangelerscheinungen, während bei uns hauptsächlich bei Jugendlichen ein leichter Vitamin $B_2$-Mangel auftritt. Er kann sich in Schlaffheit, Hautproblemen und Zahnfleischentzündungen äußern.

## Täglicher Bedarf

Der Tagesbedarf für Erwachsene liegt zwischen 1,2 und 1,5 mg. Wie viel der Einzelne benötigt, hängt von Geschlecht, Alter, Stoffwechselprozessen und Gewicht ab. Das Vitamin muss auch regelmäßig zugeführt werden, da der Körper Reserven nur für etwa zwei bis vier Wochen anlegen kann. Überschüssiges $B_2$ wird über die Nieren ausgeschieden, bei Überdosierungen sind keine schädlichen Nebenwirkungen bekannt.

Jugendliche in der Pubertät, schwangere oder stillende Frauen und solche, die die Pille nehmen, Raucher, Vegetarier, Alkoholiker und Menschen, die sich fettreich ernähren und solche mit erhöhter Stressbelastung oder bestimmten Krankheiten haben einen Mehrbedarf an Vitamin $B_2$.

 Vitamin $B_2$ in Aloe Vera verbessert den Eiweiß- und Energiestoffwechsel, wirkt positiv auf das Nervensystem und die Hormone.

# Vitamin B₃ – Das Nerven-Vitamin

Vitamin $B_3$ (Niacin) ist ein Sammelbegriff für Nikotinsäureamid und Nikotinsäure sowie die Coenzyme NAD (Nicotinamid-Adenin-Dinucleotid) und NADP (Nicotinamid-Dinucleotid-Phosphat). Niacin kommt in vielen verschiedenen Lebensmitteln vor und kann vom Körper auch aus Tryptophan, einem Eiweißbestandteil, gewonnen werden. Niacin erfüllt seine Hauptaufgabe als typisches Vitamin B bei den verschiedenen Stoffwechseln, und zwar des Eiweiß-, Fett- und Kohlenhydratstoffwechsels, und trägt zur Energiegewinnung bei. Es ist an vielen enzymatischen Vorgängen beteiligt und hat auch antioxidative Wirkung. Niacin ist wichtig für die Regeneration von Haut, Muskeln, Nerven und DNS.

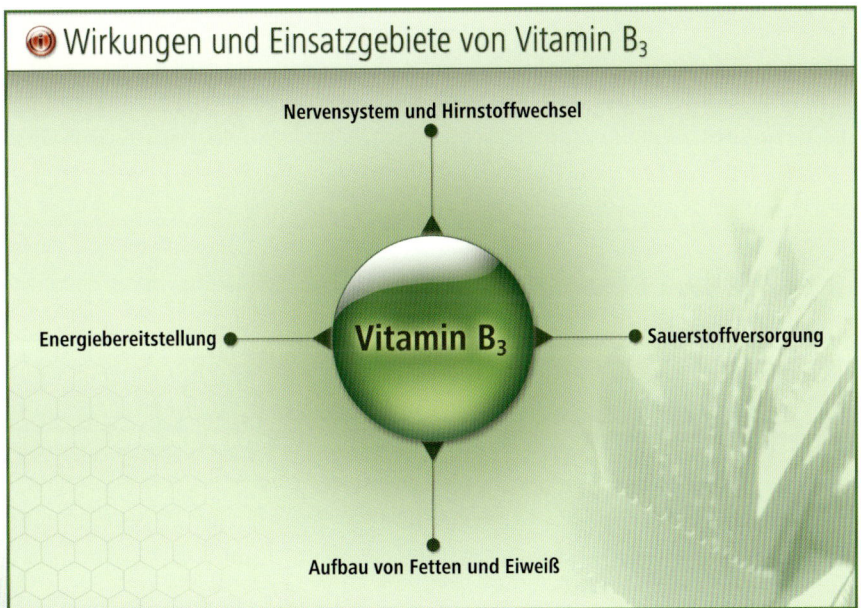

Wirkungen und Einsatzgebiete von Vitamin $B_3$

Nervensystem und Hirnstoffwechsel

Energiebereitstellung

Vitamin $B_3$

Sauerstoffversorgung

Aufbau von Fetten und Eiweiß

## Vitamin B₃-Mangel

Man kann sich die Folgen eines Niacinmangels gut über die drei D merken: Ein Niacinmangel ruft Hautveränderungen (Dermatitis), Durchfall und Depressionen hervor. Dieser Symptomkomplex, nach dem sichtbarsten der Anzeichen auch als Pellagra (= saure Haut) bezeichnet, trat mit der Einführung des Mais in Europa auf.

43

**Vitamin B$_3$**

Vitamin B$_3$ erhöht die Nervenkraft und sorgt für eine bessere Konzentrationsfähigkeit.

Wie bei vielen Vitaminen des B-Komplexes tritt ein Mangel auch hier selten allein auf; vielmehr fehlen mit dem Niacin auch andere B-Vitamine.

Niacin kann auch aus dem Eiweißbestandteil Tryptophan gewonnen werden. Deshalb kommt es bei unserer eiweißreichen Ernährung nur selten zu einem derartigen Mangel. Sollte es dennoch dazu kommen, beispielsweise durch eiweißarme Ernährung, äußert er sich zunächst in unspezifischen Störungen wie Appetitlosigkeit, Konzentrations- und Schlafstörungen sowie einer gewissen Reizbarkeit.

## Vitamin B$_3$-Lieferanten

Aus eiweißreichen Lebensmitteln wie Fleisch und Fisch kann der Körper Niacin gewinnen. Mit 250 g Lachs beispielsweise ist der Tagesbedarf schon gedeckt. Leber, Vollkornprodukte, verschiedene Gemüse und Obst enthalten das Vitamin, wobei es aus tierischen Produkten grundsätzlich besser vom Organismus verwertet werden kann.

## Täglicher Bedarf

Die empfohlene Menge, die über die Nahrung aufgenommen werden soll, liegt bei 10 bis 15 mg Niacin täglich. Weiteres Niacin stellt der Körper aus Eiweiß her, weshalb der Bedarf nur grob geschätzt werden kann. Der Körper verbraucht täglich etwa bis zu 17 mg. Die Leber kann Niacinvorräte bis zu vier Wochen speichern. Ein Mehrbedarf kann bei Schwangerschaft und Stillzeit, bestimmten Krankheiten wie Krebs, bei Störungen des Verdauungssystems, Alkoholismus oder der Behandlung mit bestimmten Medikamenten wie Betablockern vorliegen.

 Vitamin B$_3$ aus Aloe Vera steigert den Fett- und Eiweißstoffwechsel, sorgt für eine bessere Sauerstoffversorgung und Energiebereitstellung und fördert die Gehirnleistung.

# Vitamin $B_6$ – Das Allround-Vitamin

**Vitamin $B_6$ übernimmt im Stoffwechsel unter anderem die Aktivierung von Aminosäuren, den Bausteinen der Nahrungsproteine, die mit seiner Hilfe in körpereigene Proteine eingebaut werden können. Es unterstützt das Immunsystem bei seiner Arbeit und beeinflusst die Blutgerinnung. Der menschliche Körper nimmt es über den Darm auf und leitet es ins Blut, in verschiedene Organe und in die Muskulatur weiter. Damit der Mensch $B_6$ verarbeiten kann, benötigt er ein anderes Vitamin der B-Gruppe, nämlich $B_2$.**

## Vitamin $B_6$-Mangel

Wegen der weiten Verbreitung von Vitamin $B_6$ in der Natur, sowohl in pflanzlicher als auch in tierischer Nahrung, tritt selten ein Vitaminmangel auf. Treten dennoch Mangelerscheinungen auf, beispielsweise während der Schwangerschaft oder bei Einnahme der „Pille", so äußern sie sich meist in Hautproblemen, Entzündungen und Störungen des Immun- und Nervensystems, u.a. Reizbarkeit oder Schlafstörungen.

## Täglicher Bedarf

Der Tagesbedarf an Vitamin $B_6$ hängt von verschiedenen Faktoren ab wie zum Beispiel der Eiweißaufnahme oder der individuellen Konstitution. Je mehr Eiweiß der Mensch zu sich nimmt, desto mehr Vitamin $B_6$ benötigt er. Durchschnittlich setzt man einen Wert von 1,6 bis 2,1 mg an, allerdings gibt es auch Studien, die für Frauen eine Menge von 1,2 mg empfehlen, für Männer 1,5 mg, oder aber solche, die zur Vorbeugung von Herz-Kreislauf-Erkrankungen 3 mg pro Tag vorschlagen. Ein Zuviel an diesem Vitamin kann zu Nervenschäden führen, aber nur bei einer Aufnahme von mehr als einem Gramm pro Tag über längere Zeit hinweg. Schätzungsweise leiden rund 10 Prozent der Deutschen an leichtem Vitamin $B_6$-Mangel.

Einen Mehrbedarf an $B_6$ haben Schwangere, Stillende, Frauen, die die „Pille" nehmen, Personen, die Diät halten, Alkoholiker, Menschen mit erhöhtem Cholesterinspiegel und solche, die viel tierisches Eiweiß zu sich nehmen, Raucher und Patienten mit Leber- und Nierenkrankheiten, Stoffwechselstörungen, Krebs.

> **Vitamin $B_6$**
>
> Vitamin $B_6$ ist ein Allround-Talent. Es unterstützt das Immunsystem, verbessert die Blutgerinnung und aktiviert Aminosäuren.

 Vitamin $B_6$ aus AloeVera verbessert das Immun- und Nervensystem, senkt zusammen mit $B_{12}$ und Folsäure einen erhöhten Homocysteinspiegel.

# Vitamin $B_{12}$ – Das Herz-Kreislauf-Vitamin

Vitamin $B_{12}$ wird zwar nur in geringen Mengen vom Körper benötigt, erfüllt aber dennoch wichtige Funktionen bezüglich der Bildung roter Blutzellen, des Eiweißstoffwechsels und des Nervensystems. Außerdem unterstützt es Zellwachstum und -teilung und trägt zur Regeneration der Schleimhäute bei. Da es das für das Herz-Kreislauf-System potenziell gefährliche Homocystein in Methionin umwandeln hilft, kann $B_{12}$ auch die Neigung zu Herz-Kreislauf-Erkrankungen verringern.

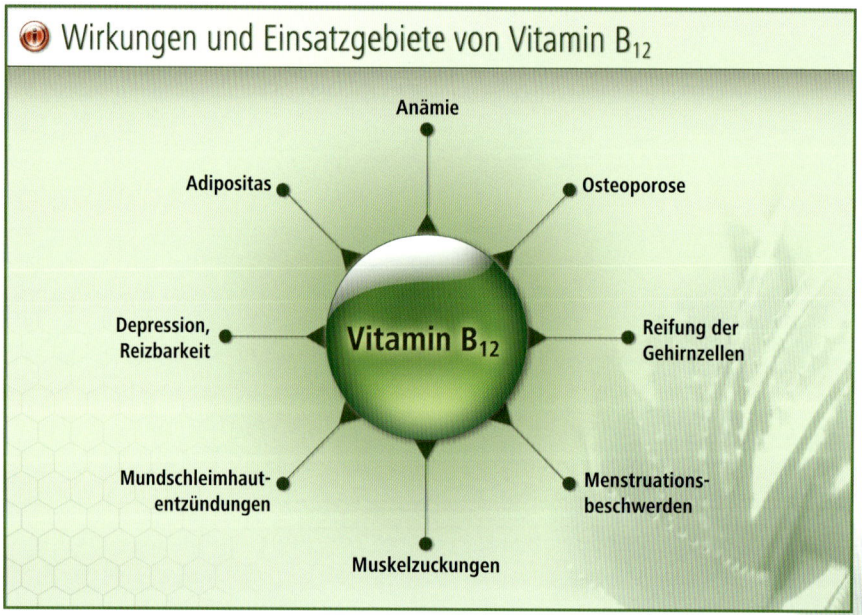

Wirkungen und Einsatzgebiete von Vitamin $B_{12}$

Anämie

Adipositas

Osteoporose

Depression, Reizbarkeit

Vitamin $B_{12}$

Reifung der Gehirnzellen

Mundschleimhaut-entzündungen

Menstruations-beschwerden

Muskelzuckungen

## Vitamin $B_{12}$-Mangel

Das Vitamin $B_{12}$ kann in der Leber gespeichert werden, so dass sich ein Mangel erst nach sehr langer Zeit bemerkbar macht. Veganer, also Vegetarier, die weder Fleisch noch Innereien, Milch oder Eier zu sich nehmen sowie ältere Menschen oder Patienten, denen der Magen entfernt wurde, und Alkoholiker sind vom Vitamin $B_{12}$-Mangel bedroht. Dieser äußert sich in bestimmten Formen von Anämie, also Blutbildveränderungen, und Schädigungen des Nervensystems, die sich u.a. als Gedächtnisschwäche bis hin zu Demenz manifestieren können.

## Täglicher Bedarf

Der menschliche Körper verbraucht etwa 2,5 µg Vitamin $B_{12}$ pro Tag, und soviel sollte auch etwa mit der Nahrung aufgenommen werden. Bei besonderem Bedarf, den etwa schwangere und stillende Frauen haben, wird der Wert auf 3,5 bis 4 µg pro Tag angesetzt. Da der menschliche Körper insgesamt etwa 4 mg $B_{12}$ enthält und seine Bestände in der Leber und teilweise auch in den Muskeln speichert, werden die Vorräte bei einer Vitamin $B_{12}$-armen Ernährung zuerst abgebaut, was Monate bis Jahre dauern kann, bevor sich ein Mangel bemerkbar macht. In der Regel wird in den Industrieländern jedoch genügend $B_{12}$ mit der Nahrung aufgenommen, von einer veganischen Ernährung allerdings abgesehen.

Damit das Vitamin im Körper resorbiert werden kann, ist ein von der Magenschleimhaut produzierter Faktor notwendig, der das Cobalamin im Darm vor dem Abbau schützt. Ältere Menschen mit Magenschleimhautschwund leiden deshalb öfter an $B_{12}$-Mangel, ohne dass er immer als solcher erkannt wird. Weitere Risikogruppen sind, wie gesagt, Veganer, Schwangere und Stillende, Raucher, Alkoholiker sowie Patienten mit bestimmten Krankheiten wie Anämie, neurologischen Störungen oder Darmproblemen. Auch bei Menschen mit chronischen Schleimhautentzündungen kann die Resorption gestört sein. Eine Überdosierung von $B_{12}$ ist kaum möglich, Nebenwirkungen sind nicht bekannt.

> **Vitamin $B_{12}$**
>
> Vitamin $B_{12}$ wandelt das potenziell gefährliche Homocystein in Methionin um und hilft, die Neigung zu Herz-Kreislauf-Erkrankung zu verringern. Daneben hat es noch andere wichtige Funktionen.

 Vitamin $B_{12}$ in Aloe Vera wirkt gegen Reizbarkeit und Depressionen, verbessert das Blutbild, vermindert Herz-Kreislauf-Erkrankungen und senkt einen erhöhten Homocysteinspiegels ab (mit $B_6$ und Folsäure).

# Folsäure – Das Gute-Laune-Vitamin

**Folsäure ist ebenfalls ein Sammelname für verschiedene Vitamine der B-Gruppe. Folsäure hat die Aufgabe, bei der Bildung von Blutkörperchen und Schleimhautzellen mitzuwirken. Außerdem hilft sie beim Abbau der Säure Homocystein, die für das Herz-Kreislauf-System schädlich sein kann, und beim DNA-Stoffwechsel.**

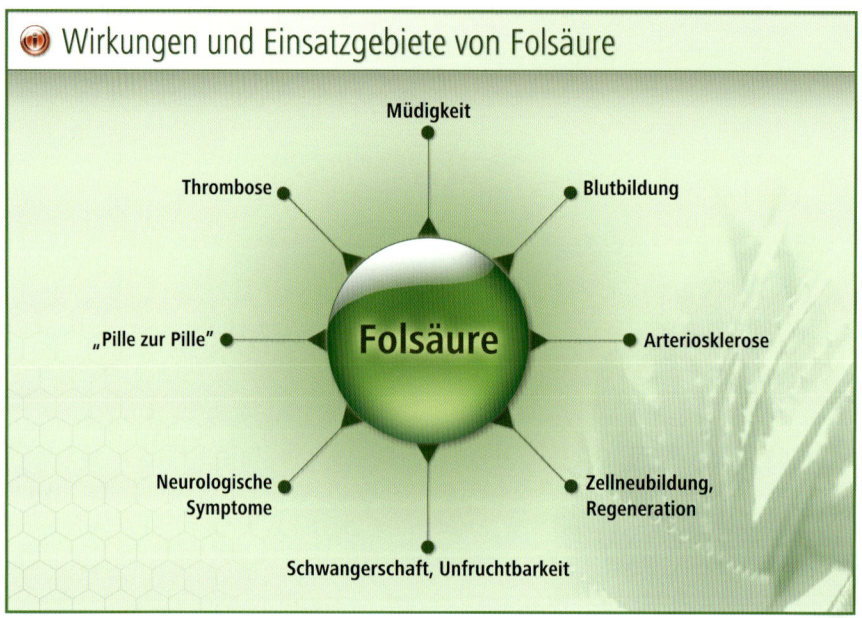

Wirkungen und Einsatzgebiete von Folsäure

## Folsäure-Mangel

**Folsäure**

Folsäure nennt man auch das „Gute-Laune-Vitamin". Es wirkt gegen Reizbarkeit und Depressionen.

Ein Folsäuremangel macht sich zunächst mit unspezifischen Symptomen wie Reizbarkeit, Konzentrationsschwäche und depressiven Verstimmungen bemerkbar. Da Folsäure hauptsächlich für die Bildung von Schleimhäuten und Blutkörperchen verantwortlich ist, zeigen sich hier auch die ersten spezifischen Symptome, allerdings erst nach mehreren Wochen. Schäden an den Schleimhäuten oder Wunden heilen langsamer. Da es auch für die Senkung des Homocysteinspiegels sorgt, lässt ein Mangel an dem Vitamin diesen steigen und begünstigt Herz-Kreislauf-Erkrankungen wie beispielsweise Arterienverkalkung oder Schlaganfälle. Bei ungeborenen Kindern kann Folsäuremangel zu Missbildungen, wie dem so genannten offenen Rücken (Spina bifida) führen; deshalb sollten Schwangere zusätzliche Gaben des Vitamins einnehmen. Die empfohlene Menge liegt zwischen 0,4 bis 0,6 mg. Aber auch Frauen im gebärfähigen Alter, die nicht sicher verhüten und möglicherweise schwanger werden können, sollten eine derartige Menge bereits zur Vorsorge nehmen. In der letzten Zeit wird die Gabe von Folsäure zur Prophylaxe von Schlaganfällen und Herzinfarkten stark empfohlen.

Bei der Behandlung von Tumoren wird in manchen Fällen ein künstlicher Folsäuremangel hervorgerufen, um das Gewebe des Tumors zu schädigen. Da der Tumor schneller wächst als das übrige Gewebe, wird er auch stärker geschädigt.

## Täglicher Bedarf

Laut der Deutschen Gesellschaft für Ernährung braucht der Mensch eine Tagesration von 400 µg = 0,4 mg Folsäure. Schwangeren wird eine Menge von 600 µg empfohlen. Bei einer gesunden, ausgewogenen Ernährungsweise sollte der tägliche Bedarf eigentlich gedeckt werden, doch die wenigsten Menschen essen täglich frisches Gemüse. Auch sind die Resorptionsbedingungen für Folsäure im Körper nicht immer optimal; ein Zuwenig an Eisen beispielsweise kann die Aufnahme erschweren. Ein Folsäuremangel ist in den Industrieländern nicht selten. Alkoholiker, Raucher, Frauen, die die „Pille" nehmen, Schwangere, Stillende, Patienten mit Magen-Darm-Erkrankungen oder chronischen Blutungen sind besonders davon bedroht.

| Risikogruppen |
| --- |
| • Schwangere |
| • Stillende |
| • Magen-Darm-Patienten |

Die Gefahr von Überdosierung besteht erst ab höheren Dosen von ca. 15 mg; in diesem Fall können allergische Reaktionen, Störungen im Magen-Darm-Bereich oder Schlaflosigkeit und Nervosität auftreten. Die Symptome verschwinden nach Absetzen der Folsäure jedoch wieder. Im Fall eines gleichzeitigen $B_{12}$-Mangels sollte jedoch möglichst keine Folsäure eingenommen werden, da sie die $B_{12}$-Aufnahme beeinträchtigen kann.

Die wasserlöslichen Vitamine $B_6$ – $B_{12}$ – Folsäure senken nachweislich den Hochrisikofaktor Homocystein im Blut.

Folsäure in Aloe Vera ist sehr wichtig, um das Risiko von Kinds-Missbildungen in der Schwangerschaft zu verringern, sie fördert im Kindesalter die Zellneubildung und Regeneration.

# Mineralien und Spurenelemente

Mineralstoffe sind nicht-organische Nährstoffe, die äußerst wichtig für den Körper sind. Der Organismus kann sie nicht selbst herstellen, sie müssen daher über die Nahrung zugeführt werden. Mineralstoffe selbst sind, wie die Vitamine, keine Energieträger, d.h. sie tragen nicht oder nur unbedeutend zum Energiestoffwechsel bei. Einige Mineralstoffe sind in ihrer elementaren Form toxisch (z.B. Chlor), als Verbindung jedoch essenziell – z.B. Chlorid im Kochsalz (Natriumchlorid).

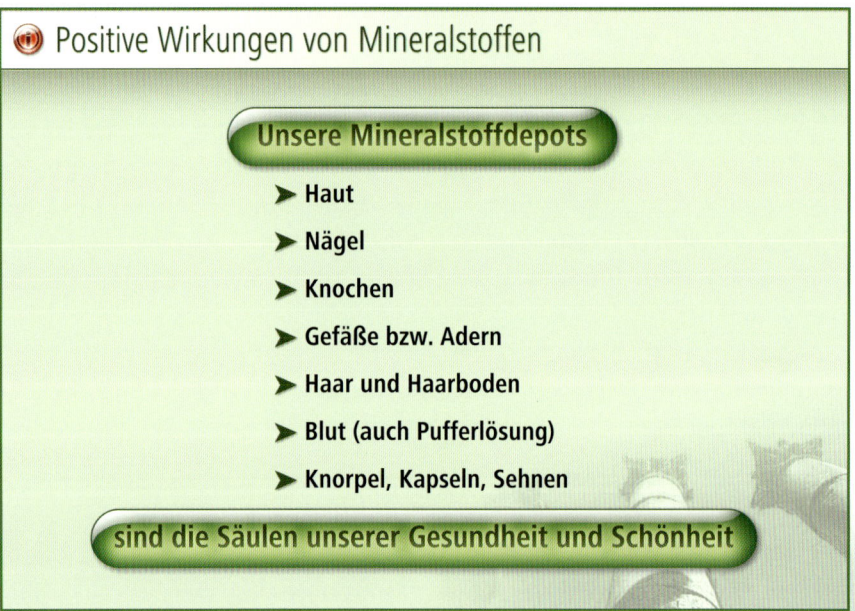

Bei der Unterteilung nach Aufgaben unterscheidet man zwischen Bau- und Reglerstoffen. So zählen Kalzium, Phosphor und Magnesium zu den Baustoffen, Jod, Natrium, Kalium, Eisen und Chlor hingegen zu den Reglerstoffen. Einige Mineralstoffe besitzen allerdings beide Eigenschaften. Phosphor ist zum Beispiel am Aufbau von Knochen und Zähnen und zugleich an der Regulation des Säure-Basen-Haushalts beteiligt.

Bei der Unterteilung nach dem Anteil im Körper unterscheidet man zwischen Mengen- und Spurenelementen.

## Mengenelemente

Mengenelemente liegen in einer relativ hohen Konzentration im Körper vor: Er enthält davon mehr als 50 mg pro kg Körpergewicht (Trockenmasse). Folgende Mineralstoffe gelten als Mengenelemente:

- Chlor
- Magnesium
- Phosphor
- Kalium
- Natrium
- Schwefel
- Kalzium

## Spurenelemente

Spurenelemente, bzw. Mikroelemente sind im Organismus zu weniger als 50 mg pro kg Körpergewicht enthalten. Folgende Mineralstoffe gelten (bisher) als Spurenelemente.

- Arsen
- Fluor
- Lithium
- Selen
- Bor
- Jod
- Mangan
- Silizium
- Chrom
- Kobalt
- Molybdän
- Vanadium
- Eisen
- Kupfer
- Nickel
- Zink

Schließlich gibt es die Unterteilung nach essenziellen und nicht-essenziellen Mineralstoffen, d.h. lebensnotwendigen und nicht-lebensnotwendigen. Bei einigen Mineralstoffen ist es allerdings unklar, ob sie im Körper lebensnotwendige Funktionen erfüllen. Während zum Beispiel Jod und Eisen gesichert zu den essenziellen Mineralstoffen gehören, ist dies bei Bor noch unklar.

 Im Aloe Vera-Gel sind die Mineralien Calcium, Kalium, Natrium, sowie die Spurenelemente Kupfer, Eisen, Zink und Mangan in bioaktiver Form enthalten, das heißt, sie fördern biochemische Stoffwechselreaktionen und neutralisieren Säuren, ohne den Körper in irgendeiner Form zu belasten.

# Kalzium – Das Knochen-Mineral

**Die wichtigste Funktion im menschlichen Körper erfüllt es durch den Aufbau und Erhalt von Zähnen und Knochen. Kalzium ist auch für die Blutgerinnung sehr wichtig. Weiterhin steuert Kalzium die elektrischen Aktionspotenziale von Muskeln und Nerven.**

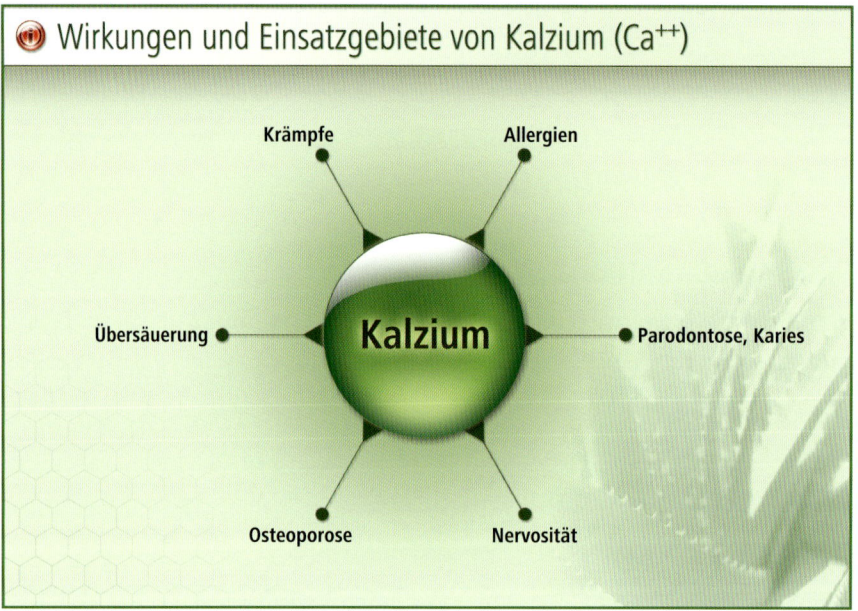

Wirkungen und Einsatzgebiete von Kalzium (Ca$^{++}$)

Krämpfe

Allergien

Übersäuerung

Kalzium

Parodontose, Karies

Osteoporose

Nervosität

## Bedarf

Die Deutsche Gesellschaft für Ernährung empfiehlt für Kinder unter einem Jahr die Einnahme von 400 mg Kalzium pro Tag. Aufgrund der Tatsache, dass Kalzium von größter Bedeutung für das menschliche Knochengerüst ist, und das vor allem in der Zeit des Wachstums, ist eine ausreichende Kalziumversorgung von entscheidender Bedeutung. Jugendliche sollten deshalb rund 1.200 mg, also 1,2 g zu sich nehmen. Für Erwachsene wird mit 1.000 mg, also 1g, etwas weniger empfohlen.

Für schwangere Frauen und stillende Mütter gilt, dass der Bedarf an Kalzium deutlich erhöht ist. Die Empfehlungen lauten, dass schwangere Frauen ca. 50 Prozent mehr Kalzium mit der Nahrung zu sich nehmen sollten.

Es ist auch wichtig darauf hinzuweisen, dass bei älteren Menschen und vor allem bei Frauen nach der Menopause aufgrund der Hormonumstellung eine Entkalkung der Knochen stattfindet. Diese Tatsache ist eine der

Ursachen von Knochenschwund (Osteoporose) und kann zu einem erhöhten Kalziumbedarf führen. Es muss festgestellt werden, dass selbst in den Industrienationen, in denen viele Menschen mehr als ausreichend ernährt sind, bei einer Normalernährung die täglich erforderliche Kalziummenge oft nicht erreicht wird. Daher kann eine zusätzliche Versorgung mit Kalzium, z. B. zur Osteoporosevorbeugung notwendig werden. Vor der Einnahme von Kalziumpräparaten sollte aber versucht werden, die Ernährung umzustellen. Hierbei muss beispielsweise beachtet werden, dass es Lebensmittel oder Getränke gibt, die hohe Mengen an Phosphaten enthalten, z. B. Wurst und Cola-Getränke, die Kalzium im Körper binden und damit zu einer vermehrten Ausscheidung von Kalzium führen. Das gleiche gilt für Kaffee. So benötigen Kaffeetrinker nach Angaben der American Dietetic Association für jede getrunkene Tasse etwa 40 mg Kalzium zusätzlich.

## Mangelerscheinungen

Die Entkalkung von Knochen und Zähnen ist die Folge von Kalziummangel. Dadurch besteht ein erhöhtes Risiko, dass es unter anderem bereits bei geringen Belastungen zu Knochenbrüchen kommt. Der Stabilitätsverlust bewirkt zusätzlich Verformungen, die zu Rückenproblemen und starken Schmerzen führen können. Bereits ein leichter Kalziummangel kann besonders bei Sportlern zu muskulären Problemen wie Zittern und Krämpfen führen. Kalzium geht auch über den Schweiß verloren.

## Überdosierungen

In der Regel wird zu viel aufgenommenes Kalzium ausgeschieden und ist damit unschädlich. Bei bestimmten genetischen Dispositionen kann es jedoch zu Nierensteinen kommen. Vor allem bei Dialysepatienten muss der Kalziumspiegel im Blut regelmäßig kontrolliert werden.

### Kalzium

Kalzium nennt man auch aufgrund seiner Hauptfunktion „das Knochenmineral". Es ist verantwortlich für den Aufbau von Knochen, Zähnen, Haaren und Fingernägeln.

Aloe Vera enthält bioaktives Kalzium, das komplett verstoffwechselt und nicht in Form von Gallen- oder Nierensteinen eingelagert wird.

# Kalium – Das Herz-Kreislauf-Mineral

**Kalium ist ein wichtiges Elektrolyt im Körper, und wird daher auch häufig routinemäßig bei Blutuntersuchungen gemessen. Kalium ist hauptsächlich im Zellinneren vorhanden. Kalium ist zudem an der Gewinnung von Energie und am Wasser-Elektrolyt-Haushalt beteiligt. Zusammen mit anderen geladenen Teilchen (Elektrolyten) und Molekülen ist es wesentlich verantwortlich für die Aufrechterhaltung des osmotischen Drucks in den Zellen und über die K/Na-Pumpe an der so genannten Zellatmung.**

Kalium ist unter anderem an der Aktivierung einiger Enzyme, an der Biosynthese von Eiweiß, sowie am Kohlenhydratstoffwechsel und damit an der Energieproduktion beteiligt. Zusammen mit Natrium, Kalzium und Chlor wirkt Kalium auf die Herzmuskeltätigkeit ein und ist für die Erregbarkeit von Muskel- und Nervenzellen zuständig.

## Täglicher Kaliumbedarf

> **Kalium**
>
> Kalium ist in erster Linie für die Steuerung des Herzrhythmus verantwortlich.

Der genaue Bedarf an Kalium ist nicht eindeutig festzulegen, da er für jeden Menschen eigens berechnet werden muß. Für Menschen ab dem 17. Lebensjahr wird der Mindestbedarf als Mittelwert auf ca. zwei Gramm Kalium pro Tag geschätzt. Für Kinder und Jugendliche liegt der Bedarf laut der Deutschen Gesellschaft für Ernährung bei ein bis zwei Gramm. Säuglinge benötigen ca. 450 bis 600 mg täglich.

## Kaliummangel

Unter einer „Hypokaliämie" versteht man eine Erniedrigung des Kaliums im Blutserum unter 3,5 Millimol pro Liter (mmol/l). Es ist die häufigste Form der Elektrolytstörungen. Die Ursachen für einen derartigen Kaliummangel können u.a. sein:

• Erbrechen, Durchfälle, Missbrauch von Abführmitteln
• Vermehrte Ausscheidung über die Nieren
• Cushing-Syndrom
• Entzündliche Darmerkrankungen
• Alkoholmissbrauch
• Zu hoher Salzkonsum
• Verringerte Zufuhr von Kalium, z.B. bei Ernährungsstörungen wie Bulimie oder kaliumfreien Infusionen
• Akute Alkalose (Störung im Säure-Basen-Haushalt)
• Verteilungsstörungen wie bei einer Insulintherapie oder diabetischem Koma
• Hohes Alter, Austrocknung durch zu geringe Flüssigkeitszufuhr

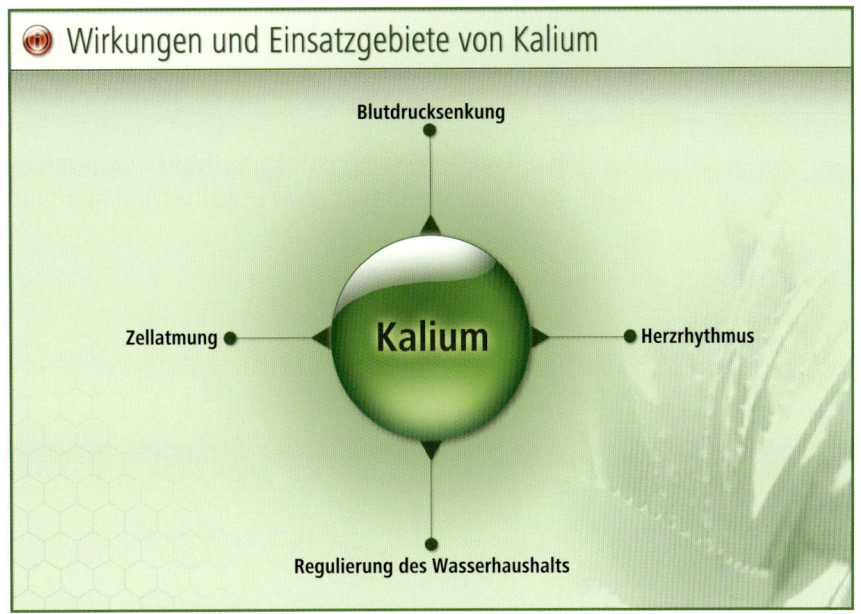

Wirkungen und Einsatzgebiete von Kalium

Blutdrucksenkung

Zellatmung — **Kalium** — Herzrhythmus

Regulierung des Wasserhaushalts

Starkes Schwitzen und körperliche Anstrengung können einen Mangel an Kalium herbeiführen. Dieser Mangel kann eine Reihe von Störungen im Körper bewirken, die relativ unspezifisch sind: Muskelschwäche, Müdigkeit, Kopfschmerzen, Schwindel, Übelkeit, Krämpfe und Stimmungsschwankungen. Bei Kaliummangel sinkt zudem der Blutzuckerspiegel, mit der Folge einer Unterzuckerung. Ferner können Nierenfunktionsstörungen, Herz- und Kreislaufprobleme (häufig findet man hierbei charakteristische EKG-Veränderungen) sowie Darmträgheit infolge eines herabgesetzten Muskeltonus die Folge eines Kaliummangels sein.

Ein Missbrauch von Abführmitteln – z.B. zum Abnehmen – führt langfristig zur Störung des Kaliumhaushalts im Sinne eines Kaliummangels und kann so wiederum Ursache für hartnäckige Verstopfung werden. Diese Zusammenhänge, die dann zumeist zum weiteren Einsatz von Abführmitteln führen, stellen somit einen Teufelskreis, dar.

 Aloe Vera enthält bioaktives Kalium, das sich positiv auf den Herzrhythmus auswirkt und zusammen mit Natrium das Einströmen von Nährstoffen in die Zelle reguliert.

**Senioren**

Ältere Menschen trinken oft zu wenig. Dadurch kommt auch der Kaliumhaushalt durcheinander.

Eine besondere Art des Kaliummangels tritt bei älteren Menschen auf. Immer wieder müssen sie wegen massiver Störungen des Wasser- und Elektrolythaushaltes in Folge von Austrocknung durch zu geringe Flüssigkeitsaufnahme behandelt werden. Dabei geraten vor allem der Natrium- und der Kaliumhaushalt durcheinander. In vielen Fällen kann dieser Mangel nur durch gezielte Infusionen behoben werden. Der Grund der Austrocknung ist häufig ein mangelndes Durstgefühl bei Senioren. In jedem Fall sollten 2 Liter Flüssigkeit (ohne Kaffee, Tee oder Alkohol) täglich getrunken werden.

Lebensbedrohliche Elektrolytstörungen treten bei Durchfällen und/oder Erbrechen relativ schnell bei Säuglingen und Kleinkindern auf.

## Kaliumüberschuss

Die Ursachen für eine Kaliumerhöhung können durch eine erhöhte Zufuhr, z.B. durch Infusionen oder Bluttransfusionen zu Stande kommen. Weiterhin kann eine Hyperkaliämie entstehen, wenn Kalium aus Körperzellen vermehrt freigesetzt wird. Dies kann bei einer Hämolyse (Untergang von roten Blutkörperchen durch Zerstörung ihrer Zellmembran), einer Azidose (Übersäuerung im Blut) sowie bei schweren Verletzungen, Verbrennungen oder Infektionen der Fall sein. Auch Nierenerkrankungen oder kaliumsparende Diuretika können zu einem erhöhten Kalium-Serumspiegel führen. Besonders empfindlich für Kaliumüberdosierungen sind Dialysepatienten, bei denen schon der Genuss von zu viel Bananen ernste Folgen haben kann.

Die Symptome der Hyperkaliämie gleichen, mit wenigen Ausnahmen, im Wesentlichen den bereits beschriebenen Symptomen der Hypokaliämie. Eine Ausnahme ist beispielsweise, dass es bei einer erhöhten Kaliumkonzentration nicht zu Verstopfung, sondern zu Durchfall kommt.

## Kaliumvergiftung

Bei einer Vergiftung mit Kalium kommt es zu einer Bradykardie, also zu einer herabgesetzten Herzfrequenz bis hin zum Herzstillstand, zu Muskelschwäche und zu Verwirrtheit. Ferner treten Sprach- und Schluckstörungen auf.

# Magnesium – Das Muskel-Mineral

Magnesium ist neben Kalzium, zu dem es eine physiologische Gegenspieler-
funktion einnimmt, am Aufbau und an der Erhaltung des Skelettsystems
und der Zähne entscheidend beteiligt und stabilisiert das innere Zellskelett.
Weiterhin steuert es Muskel- und Nervenfunktionen, indem durch die
Magnesiumkonzentration unter anderem die Muskelkontraktion gesteuert
wird. Es sind bislang etwa 300 Enzyme bekannt, die für ihre Aktivität die
„Mitarbeit" von Magnesium benötigen.

## Bedarf

Der Bedarf an Magnesium wird von der Deutschen Gesellschaft für Ernährung für Jugendliche ab dem 16. Lebensjahr und Erwachsene mit 300 bis
400 mg täglich angegeben. Dabei ist zu beachten, dass Männer, wegen
der größeren Skelettmasse, etwas mehr als Frauen benötigen. Für Kinder
bis 4 Jahre werden 80 mg und bis 15 Jahre 120-300 mg empfohlen.
Schwangere sollten um die 350 mg, Stillende um die 390 mg täglich zu
sich nehmen. In den letzten Monaten der Schwangerschaft wird Magnesium oft auch zur Hemmung einer vorzeitigen Wehentätigkeit von den
Gynäkologen verschrieben. Bei folgenden Gruppen von Menschen kann
ebenfalls ein zusätzlicher Bedarf an Magnesium bestehen: Sportler, bei
denen viel Magnesium durch den Schweiß verloren geht; Diabetiker, die
über den Urin vermehrt Magnesium ausscheiden; Alkoholiker; sowie ältere

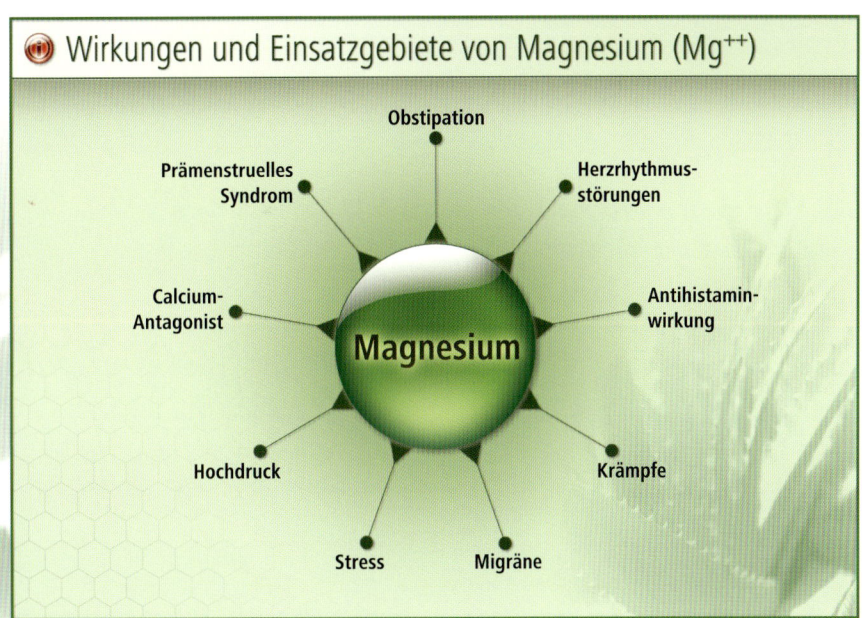

Wirkungen und Einsatzgebiete von Magnesium (Mg++)

Obstipation

Prämenstruelles
Syndrom

Herzrhythmus-
störungen

Calcium-
Antagonist

Antihistamin-
wirkung

Magnesium

Hochdruck

Krämpfe

Stress

Migräne

Menschen, die häufig nicht genug trinken. Ferner kann die Einnahme einiger Arzneimittel ein Grund für einen erhöhten Magnesiumbedarf sein. Außerdem können Herzkranke einen vermehrten Bedarf an Magnesium haben, eine zusätzliche Einnahme von Magnesiumpräparaten sollten sie aber grundsätzlich mit dem behandelnden Arzt absprechen.

Magnesium wird vom Körper wesentlich besser in organischen Verbindungen (wie z.B. Magnesiumcitrat, -aspartat und -glutamat), als in anorganischen Verbindungen (Magnesiumkarbonat, Magnesiumoxid) aufgenommen. Kurzfristige Engpässe bei der Magnesiumaufnahme werden durch die Magnesiumvorräte in den Knochen überbrückt. Bei Krankheit, Fehlernährung oder auch häufig bei älteren Menschen kann allerdings Mangel auftreten.

### Magnesium

**Magnesium** steuert vor allem die Muskelfunktion. Ein Mangel löst oft Muskelzucken und -krämpfe aus.

## Mangelerscheinungen, Hypomagnesämie

Ein Magnesiummangel kann sich auf verschiedene Weise bemerkbar machen:
• Muskel- und Wadenkrämpfe
• Unruhe, Nervosität, Schwindel, Konzentrationsschwäche
• Kopfschmerzen, Migräne
• Störungen des Herzens: Herzjagen, Krämpfe der Herzmuskulatur bis hin zu Rhythmusstörungen und Herzschmerzen
• Magen-Darm-Probleme wie Übelkeit, Erbrechen, Durchfall, Krämpfe

## Gründe für einen Magnesiummangel

• Chronischer Alkoholismus
• Missbrauch von Abführmitteln
• Chronischer Durchfall oder operative Entfernung von Darmabschnitten
• Erhöhte Ausscheidung von Magnesium (bei Diabetikern oder längerem Gebrauch von Diuretika)
• Einnahme bestimmter Arzneimittel (siehe die Ausführungen bei „Bedarf")

 AloeVera enthält bioaktives Magnesium, das eine positive Wirkung auf den Magen-Darm-Trakt ausübt. Es hilft gegen Muskelkrämpfe, Stress und Migräne.

# Natrium – Das Mineral für den Wasserhaushalt

**Die wichtigsten Funktionen des Natriums liegen in der Regulation des Wasserhaushaltes, des Säure-Basen-Haushaltes, und des osmotischen Druckes der Zellen, indem es übermäßigen Wasserverlust verhindert. Zudem wird Natrium zur Unterstützung einer Reihe von Enzymen benötigt. Natrium spielt weiterhin eine entscheidende Rolle bei der Weiterleitung von elektrischen Impulsen in Nerven und Muskelzellen, sowie bei der Kontraktion von Muskeln, das Herz eingeschlossen.**

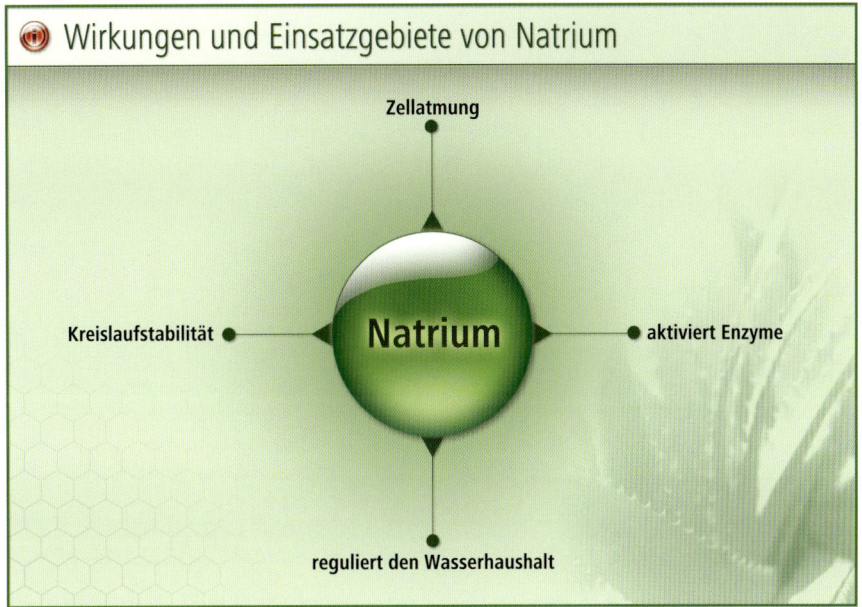

Wirkungen und Einsatzgebiete von Natrium

Zellatmung

Kreislaufstabilität — **Natrium** — aktiviert Enzyme

reguliert den Wasserhaushalt

## Bedarf

Die Deutsche Gesellschaft für Ernährung gibt für Jugendliche und Erwachsene einen täglichen Bedarf von 550 mg an. Meist wird mehr aufgenommen, da Natrium, als Kochsalz (Natriumchlorid), nahezu in allen Lebensmitteln vorkommt und es zusätzlich zum Salzen verwendet wird. Die tägliche Aufnahme von Natrium ist individuell recht verschieden und von den Würz- und Ernährungsgewohnheiten abhängig. Man schätzt die tägliche Aufnahme von Salz in Deutschland auf ca. 8 g.

Ein Mehrbedarf an Natrium besteht u.a. bei Durchfall, Erbrechen (vor allem bei Kindern) und bei sehr starkem Schwitzen. In diesem Zusammenhang muss auch erwähnt werden, dass Leistungssportler einen vermehrten Natriumbedarf haben. Ferner kann durch die Einnahme einiger Medikamente wie beispielsweise Diuretika ein Mehrbedarf bestehen. Es gibt aber auch Erkrankungen, wie z.B. manche Leber- und Nierenerkrankungen oder Mukoviszidose, bei denen es zu einem erhöhten Bedarf an Natrium kommen kann.

## Mangelerscheinungen

Ein extremer Verlust von Elektrolyten - vor allem von Natrium, Kalium und Kalzium - bei Erbrechen und Durchfall kann bei Säuglingen und Kleinkindern sowie bei alten Menschen zu einer lebensbedrohlichen Entgleisung des Wasserhaushaltes führen.

Symptome eines Natriummangels sind fehlende Antriebskraft, Teilnahmslosigkeit, Verwirrtheit und in extremen Fällen Bewusstlosigkeit. Weitere Anzeichen können ein niedriger Blutdruck, Übelkeit, Erbrechen, Schwindel, Appetitlosigkeit und Kopfschmerzen sein. Ferner kann es zu Herzjagen, Dehydratation, also Wasserentzug im Gewebe, sowie zu Muskelschwäche, Muskelkrämpfen oder Muskelschmerzen kommen.

## Überdosierung

Die Aufnahme von zu viel Salz und damit Natrium gilt als relativ unbedenklich, da es über die Nieren ausgeschieden wird. Lange Zeit wurde eine langjährige überhöhte Aufnahme von Natrium mit einer Disposition für Herz-Kreislauf-Erkrankungen in Verbindung gebracht, neuerdings ist dieser Zusammenhang umstritten. Dennoch wird Bluthochdruckpatienten eine möglichst salzarme Kost empfohlen. Zu diesem Zweck werden natriumarme Kochsalzersatzprodukte in Apotheken angeboten. Menschen mit Nierenerkrankungen, insbesondere Dialysepatienten, müssen in jedem Fall strikt auf einen kontrollierten Natriumhaushalt achten.

> **Natrium**
>
> Natrium reguliert den Wasserhaushalt und spielt eine entscheidende Rolle bei der Nervenleitfähigkeit.

 AloeVera enthält bioaktives Natrium, das in Verbindung mit Chlor als Kochsalz entscheidend an der Regulierung des Wasserhaushalts im Körper beteiligt ist.

# Kupfer – Das Blut- und Stoffwechselmineral

**Das Spurenelement Kupfer erfüllt im menschlichen Körper eine Reihe von Aufgaben: Es ist an der Bildung der roten Blutkörperchen beteiligt und spielt eine Rolle für die Funktion des zentralen Nervensystems sowie beim Pigmentstoffwechsel.**

## Bedarf

Nach einer Veröffentlichung der Deutschen Gesellschaft für Ernährung geht man für erwachsene Menschen von einem Bedarf von 1 bis 1,5 mg Kupfer täglich aus. In der Regel wird dieser Kupferbedarf durch eine normale Ernährung gedeckt. Es sei erwähnt, dass die Aufnahme größerer Mengen von Vitamin C die Kupferaufnahme hemmt.

## Mangelerscheinungen

Ein Kupfermangel ist relativ selten. Er kann durch eine stark einseitige Ernährung, Resorptionsstörungen oder eine länger andauernde künstliche Ernährung entstehen. Auch die längerfristige Einnahme von Zinkpräparaten kann einen Kupfermangel zur Folge haben. Wenn Kinder lange Zeit einseitig mit Kuhmilch ernährt werden, kann ebenfalls ein Mangel an Kupfer und infolgedessen eine Kupfermangelanämie entstehen.

Zu den typischen Zeichen eines Kupfermangels gehören:

- Blutarmut
- Verminderung der weißen Blutkörperchen
- Funktionsstörungen des Immunsystems
- Pigmentstörungen
- Störungen des zentralen Nervensystems
- Beeinflussung des Wachstums

## Überdosierung und Vergiftung

Eine Überdosierung oder Vergiftung mit Kupfer ist selten. Bei der Aufnahme größerer Mengen an Kupfersalzen wird Brechreiz ausgelöst, außerdem werden Kupfersalze vom Körper nur schlecht aufgenommen.

> **Kupfer**
>
> Kupfer reguliert enzymatische Stoffwechselabläufe und ist an der Bildung der roten Blutkörperchen beteiligt.

 Aloe Vera enthält geringe Anteile an Kupfer, das positive Wirkungen im Bereich der Haut, des Nervensystems und des Immunsystems entfaltet.

# Eisen – Das Blut- und Immun-Mineral

Im Kampf des Immunsystems gegen Krankheitserreger spielt Eisen eine weitere wichtige Rolle. Die biologische Verfügbarkeit von Eisen schwankt je nach Zusammensetzung und Art der Nahrung. So wird Eisen in zweiwertiger Form aus Fleisch vom Körper gut aufgenommen. Pflanzliches Eisen (Gemüse, Salate und Obst) liegt hingegen dreiwertig vor. Es muss deswegen erst zu zweiwertigem Eisen reduziert werden und kann daher im Darm schlechter aufgenommen werden. Es müssen also wesentlich größere Mengen an eisenhaltigen Lebensmitteln zugeführt werden, wenn man sich ausschließlich vegetarisch ernährt.

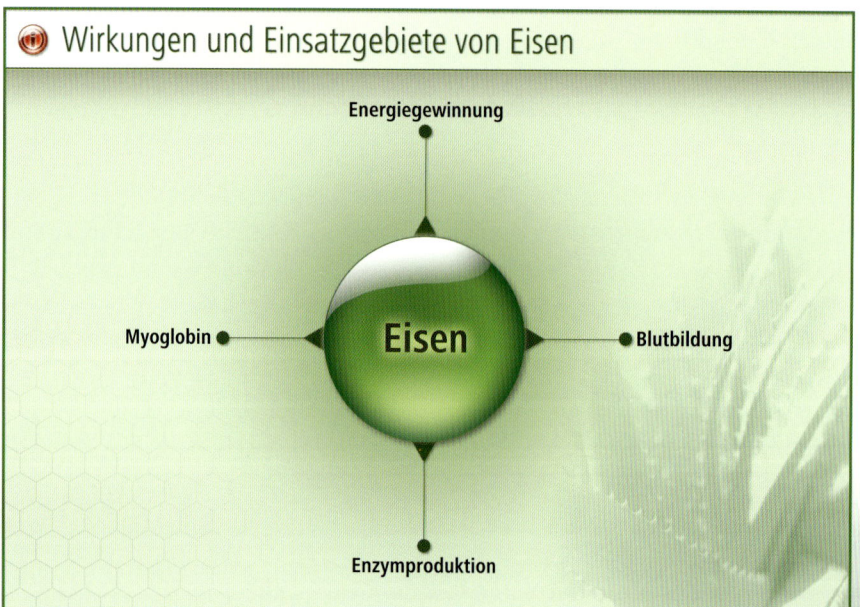

Wirkungen und Einsatzgebiete von Eisen

Energiegewinnung

Myoglobin • Eisen • Blutbildung

Enzymproduktion

## Bedarf

Von der Deutschen Gesellschaft für Ernährung werden zur gesunden Ernährung für Personen ab dem 8. Lebensjahr 10 bis 12 mg Eisen empfohlen. Vom Eintritt der Regel bis zur Menopause sollten Frauen aufgrund des monatlichen Blutverlustes etwas mehr, nämlich 15 mg Eisen aufnehmen. Einen besonders hohen Eisenbedarf haben Schwangere und Stillende. Ihr Bedarf beträgt etwa 30 mg für schwangere bzw. 20 mg für stillende Frauen. Frauenärzte empfehlen meist die Einnahme von Eisenpräparaten, weil dieser Bedarf nicht immer durch die Nahrung gedeckt werden kann. Ein Mehrbedarf an Eisen kann u.a. bei Kindern im Wachstum, Senioren, Sportlern, Vegetariern, Blutspendern und bei einer Reihe von Erkrankungen (z.B. Blutkrankheiten, Rheuma und Tumoren) auftreten. Vitamin C, einige Aminosäuren und Fruktose verbessern die Aufnahme von Eisen. Oft ist es in Eisenpräparaten deshalb in Kombination mit Vitamin C enthalten. Andere Stoffe, wie z.B. Tannine aus Kaffee oder Tee und Oxalsäure aus Spinat hemmen dagegen die Aufnahme von Eisen aus der Nahrung.

## Eisenmangel

Eisenmangel ist neben dem Jodmangel das in Industrieländern am häufigsten auftretende Defizit bei den Mineralstoffen und die Eisenmangelanämie ist weltweit die häufigste Eisenmangelkrankheit. Generell kommt ein schwerer Eisenmangel in Europa jedoch sehr selten vor, von einem leichten bis mittleren Eisenmangel sind jedoch viele Menschen, insbesondere Frauen (die Zahlen schwanken zwischen 20 und 50 Prozent) betroffen. Er kann bei stark einseitiger Ernährung (fleischlose Diät) auftreten sowie durch die vornehmliche Zufuhr schlecht verwertbarer Eisenverbindungen. Eisen kann auch durch stärkere Blutungen verloren gehen, beispielsweise während der Menstruation, durch Verletzungen und durch häufiges Blutspenden. Erkrankungen im Magen-Darm-Kanal können die Eisenaufnahme beeinträchtigen, etwa durch unzureichende Umwandlungsprozesse. Ein Eisenmangel kommt auch im Rahmen bestimmter Krankheiten vor (z.B. Infektionen, Hormonstörungen, Rheuma, Krebs) oder kann durch Arzneimittel (z.B. Antibiotika, einige schmerz- und entzündungshemmende Medikamente) entstehen. Ein Mangel an Vitamin $B_6$ kann zum Eisenmangel beitragen.

Symptome für Eisenmangel sind eingeschränkte körperliche und psychische Leistungsfähigkeit, Müdigkeit, Schwäche, Kopfschmerzen, Wetterfühligkeit, Nervosität und Reizbarkeit. Es kann zu Blässe, spröder, rauer Haut und zu brüchigem Haar kommen, Rillen in den Fingernägeln und Risse in den Mundwinkeln können sich bilden. Weiter können Herzklopfen, Atemnot, Zungenbrennen und Verstopfung entstehen.

### Eisen

Eisen sorgt für gutes Blut und stärkt das Immunsystem. Es unterstützt die Leistungsfähigkeit des Menschen.

Aloe Vera enthält bioaktives (verwertbares) Eisen, wichtig für die Blutbildung und damit für die Sauerstoffversorgung des Körpers.

# Zink – Das Mineral für Enzyme und Hormone

**Zink ist für die meisten Lebewesen ein unersetzliches Spurenelement, und im menschlichen Körper, neben Eisen, das häufigste. Dabei sind höhere Konzentrationen an Zink in den roten Blutkörperchen, in den Augen, in der Haut und in den Haaren, sowie in der Prostata und in der Leber enthalten.**

Zink ist Kofaktor zahlreicher Enzymsysteme, und spielt eine Rolle im Vitamin A-, im Kohlenhydrat- und im Lipidstoffwechsel. Ferner ist Zink essenziell für die Funktion verschiedener Hormone, wie z.B. Insulin, den Schilddrüsenhormonen, Sexualhormonen und den Wachstumshormonen. Zink ist am Zellwachstum beteiligt. Für eine funktionierende Immunabwehr wird ebenfalls Zink benötigt.

## Bedarf

| Zink |
| --- |
| Zink spielt bei vielen Enzymen eine wichtige Rolle. Es unterstützt verschiedene Hormone. |

Der tägliche Bedarf an Zink liegt für Erwachsene und Jugendliche bei 7 bis 10 mg. Schwangeren Frauen wird empfohlen, ca. 10 mg täglich zuzuführen und stillenden Müttern ca. 11 mg. Es ist besonders wichtig, auf eine regelmäßige Zufuhr von Zink mit der Nahrung zu achten, weil das Spurenelement nicht im Körper gespeichert werden kann. Somit führt eine drastische Senkung der Zinkzufuhr relativ schnell zu einem Zinkmangel. Durch einige Umstände kann es zu einem erhöhten Bedarf an Zink, bzw. zu einem Zinkmangel kommen:

- Bei der Einnahme bestimmter Arzneimittel, wie z.B. Antazida, Ciclosporin A, Chealtbildner, Glukokortikoide, Diuretika, Lipidsenker, ACE-Hemmer, sowie bei einer Strahlen- oder Chemotherapie
- Bei Personen mit einseitiger Ernährung, z. B. Veganer, Vegetarier und Personen, die über längere Zeit parenteral (künstlich) mit zinkfreien Nährstofflösungen ernährt werden
- Durch eine verminderte Aufnahme von Zink nach Operationen oder bei Darmerkrankungen
- Bei Prostataerkrankungen
- In Schwangerschaft und Stillzeit
- Als Folge verschiedener Erkrankungen, wie beispielsweise erworbene Immunschwäche (AIDS), Akne, Allergien, Diabetes, Neurodermitis, Krebs, Leber- und Nierenerkrankungen, akute oder chronische Infektionen u.a.
- Im Wachstum
- Bei Leistungssportlern

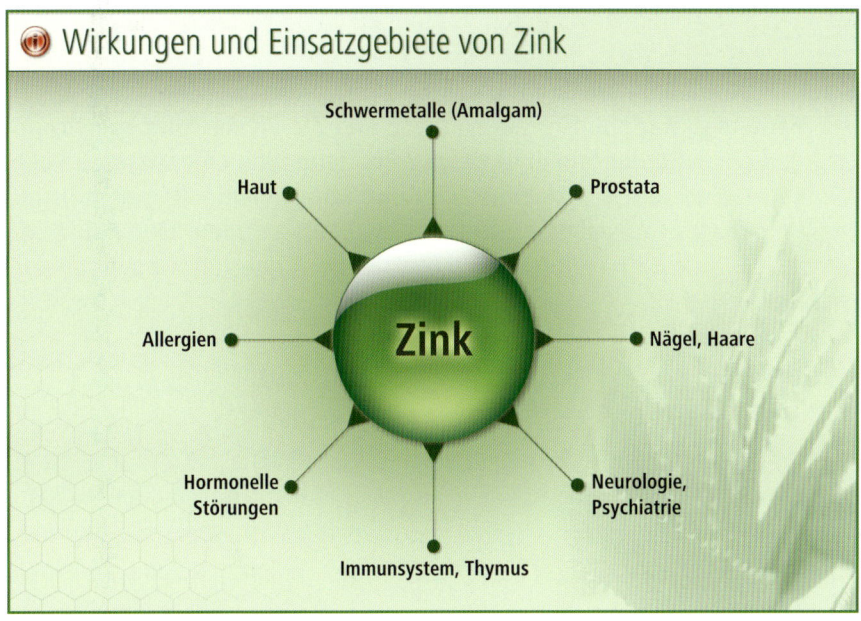

Wirkungen und Einsatzgebiete von Zink

Schwermetalle (Amalgam)

Haut

Prostata

Allergien

**Zink**

Nägel, Haare

Hormonelle
Störungen

Neurologie,
Psychiatrie

Immunsystem, Thymus

## Mangelerscheinungen

Bei einem Zinkmangel kann es zu den folgenden Symptomen kommen:

- Antriebsschwäche, Depressionen, Konzentrationsstörungen, Lernschwäche
- Vermehrte Infektanfälligkeit und herabgesetzte Resistenz gegenüber Umweltgiften
- Wachstumsstörungen und gestörte sexuelle Entwicklung
- Beeinträchtigung der Sinneswahrnehmung, wie z. B. Nachtblindheit, Geschmacks- und Geruchsstörungen
- Schädigungen der Mundschleimhaut, verzögerte Wundheilung und vermehrt auftretende Hautpilzinfektionen
- Dünner werdende Haare bis zum Haarausfall, sowie brüchige und weißfleckige Nägel

> **Info**
> Orthomolekularmediziner empfehlen 15 bis 30 mg Zink pro Tag.

 Aloe Vera enthält bioaktives Zink, wichtig bei Allergien aller Art, zur Stärkung des Immunsystems und – im Alter – der Prostata.

# Mangan – Das Insulin-Mineral

**Mangan ist an einigen wichtigen Vorgängen im menschlichen Körper maßgeblich beteiligt, da es für die Funktion verschiedener Enzyme benötigt wird. So ist Mangan am Aufbau von Knorpel- und Knochengewebe beteiligt. Ferner ist Mangan für die Synthese und die Freisetzung von Insulin erforderlich. Außerdem spielt es bei der Blutgerinnung eine wichtige Rolle. Mangan ist weiterhin an der Herstellung von Melanin (Pigmente) und Dopamin (Neurotransmitter) beteiligt. Es aktiviert zudem eine Reihe von Enzymen, die als Antioxidans wirken und für die Verwertung von Vitamin $B_1$ wichtig sind.**

## Bedarf

> **Mangan**
>
> Mangan aktiviert das Hormon Insulin und hilft beim Aufbau von Knorpeln und Knochen.

Der Bedarf an Mangan beträgt, laut Empfehlung der Deutschen Gesellschaft für Ernährung, für Kinder unter 7 Jahren 1 bis 2 mg, für ältere Kinder, Jugendliche und Erwachsene 2 bis 5 mg täglich. Normalerweise kann man davon ausgehen, dass bei einer ausgewogenen Ernährung der Manganbedarf gedeckt wird. Verschiedene Faktoren können jedoch zu einem Manganmangel führen:

Ein vermehrter Bedarf an Mangan kann durch schlechte Ernährung entstehen, beispielsweise wenn große Mengen an einfachen Kohlenhydraten (Zucker) zugeführt werden. Ferner kann bei einer länger andauernden künstlichen (parenteralen) Ernährung der Manganbedarf erhöht sein. Alkoholiker haben ebenfalls häufig einen erhöhten Bedarf. Weiterhin kann die vermehrte Zufuhr anderer Mineralien, wie z.B. Kalzium, Eisen, Phosphat und Zink, einen Manganmangel verursachen. Auch erhöhter oxidativer Stress (vermehrtes Anfallen Freier Radikale) kann möglicherweise einen erhöhten Manganbedarf ergeben.

 AloeVera enthält geringe Spuren an Mangan, das an vielen biochemischen Reaktionen beteiligt ist.

# Selen – Das Krebs-Vorbeuge-Mineral

Selen spielt eine wichtige Rolle in der Entgiftung des Körpers und ist Bestandteil einiger Enzyme. Es ist fest an das Enzym Glutathionperoxidase gebunden. Dieses Enzym verstärkt die Umwandlung von Freien Radikalen in harmlose Substanzen. Freie Radikale sind chemisch außerordentlich reaktionsstarke Moleküle, die zu einer Schädigung der DNA und damit zu Mutationen führen können. Sie gehören daher zu den krebserregenden Substanzen. Selen ist außerdem an der Aktivierung der Schilddrüsenhormone beteiligt. Weiterhin soll es eine Rolle in der Immunabwehr spielen und bei der Entgiftung bzw. Ausleitung von Schwermetallen beteiligt sein.

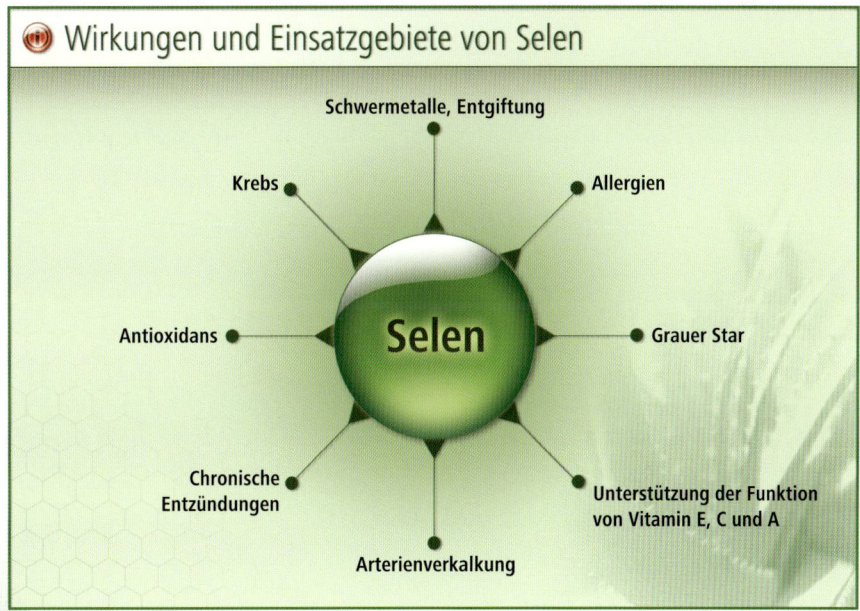

Wirkungen und Einsatzgebiete von Selen

Schwermetalle, Entgiftung

Krebs

Allergien

Antioxidans

**Selen**

Grauer Star

Chronische Entzündungen

Unterstützung der Funktion von Vitamin E, C und A

Arterienverkalkung

## Bedarf

Die Deutsche Gesellschaft für Ernährung geht von einem täglichen Bedarf von 30 bis 70 µg für Menschen ab dem 16. Lebensjahr aus. In der Schwangerschaft und Stillzeit, bei älteren Menschen, Rauchern, Krebspatienten und Menschen mit geschwächtem Immunsystem kann ein erhöhter Selenbedarf bestehen.

Die Aufnahme von Selen aus der Nahrung ist wahrscheinlich in den Industrienationen bei einer „normalen" Ernährung gerade ausreichend.

> **Selen**
>
> Selen gilt als wichtiger Radikalenfänger und hilft bei der Vorbeugung von Krebs.

## Mangelerscheinungen

Welche Folgen ein Mangel an Selen haben kann, ist noch nicht vollständig erfasst. Studien deuten jedoch einen Zusammenhang mit Bluthochdruck und verschiedenen Herzkrankheiten an. Auch Verbindungen zwischen Selenmangel und der Häufigkeit von Krebs wie Leber-, Darm- und Lungenkrebs sind in Studien dargelegt worden. Bei Weidetieren, die in selenarmen Gegenden grasten, wurden Lähmungen, Leberschäden und Stoffwechselstörungen beobachtet. Außerdem gibt es Hinweise darauf, dass ein Selenmangel zur Unfruchtbarkeit bei Männern führen kann. Dies geschieht dadurch, dass erstens die Reifung der Spermien bei einem Selenmangel gestört wird und sich zweitens ihre Beweglichkeit verringert.

**Info**

Orthomolekularmediziner empfehlen täglich 200 µg Selen für die Bildung des körpereigenen Radikalenfängers.

 Aloe Vera enthält geringe Mengen an Selen, das eine bedeutende Rolle als Freie Radikalen-Fänger spielt und dabei die Funktion der Vitamine ACE untersützt.

# Aminosäuren – Die Bausteine der Eiweiße

## Allgemeines

Aminosäuren sind die Bausteine der Eiweiße. Sie werden in der Fachsprache Proteine genannt und sind organische Verbindungen, die wie Kohlenhydrate und Fette die Elemente Kohlenstoff (C), Wasserstoff (H) und Sauerstoff (O), zusätzlich aber noch Stickstoff (N) enthalten. In einigen Eiweißen kommen darüber hinaus Phosphor (P) oder Schwefel (S) vor. Die Eiweiße bestimmen in entscheidendem Maße die Funktion und Struktur des menschlichen Körpers.

Sie sind nicht nur unentbehrlicher Bau- und Reparaturstoff der menschlichen Zellen, sie sind darüber hinaus auf unterschiedlichste Art und Weise an den zahlreichen Stoffwechselvorgängen beteiligt. Nach der Anzahl der Aminosäuren, aus denen ein Eiweiß besteht, unterscheidet man Oligopeptide mit weniger als zehn Aminosäuren, Polypeptide, die sich aus 10-100 Aminosäuren zusammensetzen, und Proteine mit mehr als 100 Aminosäuren.

Im menschlichen Organismus werden für die Proteinsynthese 20 verschiedene Aminosäuren benötigt. Die Hälfte davon kann der Körper selber herstellen, die andere Hälfte ist essenziell, sie müssen also mit der Nahrung zugeführt werden. Die zehn essenziellen Aminosäuren sind

**Leucin, Isoleucin, Lysin,**

**Methionin, Phenylalanin,**

**Threonin, Tryptophan, Tyrosin,**

**Valin, Arginin**

Histidin ist nur im Kindesalter essenziell und wird im Erwachsenenalter vom Körper selbst hergestellt. Ein Fünftel des Körpers besteht aus Proteinen.

> **Aminosäuren**
>
> Aminosäuren sind die Bausteine der Eiweiße. Nur die Hälfte kann der Körper selbst herstellen.

> AloeVera enthält alle essenziellen Aminosäuren und 19 der 20 lebensnotwendigen Aminosäuren zum Aufbau des Immunsystems außer Taurin, das aber vom Körper selbst hergestellt werden kann.

## Funktion im Körper

Eiweiße kommen im menschlichen Organismus vor als Bestandteil von:
• Hormonen, z.B. Schilddrüsenhormonen, Glückshormonen
• Enzymen
• Membranproteinen der Zellwand
• Stütz- und Gerüst-Eiweißen, dem so genannten Bindegewebe
• Kontraktilen Proteinen
• Plasma-Eiweißen
• Transport-Eiweißen
• Blutgerinnungsfaktoren
• Antikörpern

Eiweiße sind nicht so energiereich wie Fette. Ihre Energiedichte beträgt 17,2 kJ/g (= 4,1 kcal/g). Die mit der Nahrung aufgenommenen Eiweiße werden im Darm in ihre Bausteine zerlegt, die Aminosäuren einzeln aufgenommen, um dann als Material für den Aufbau körpereigener Eiweiße zu dienen. Als Energiequelle setzt der Körper Eiweiß erst ein, wenn er die Kohlenhydrat- und Fettspeicher aufgebraucht hat. Dies geschieht während längerer Hungerperioden. In einem komplizierten chemischen Prozess kann in der Leber aus einigen Aminosäuren Glukose als Energielieferant hergestellt werden. Andere Aminosäuren können, ähnlich wie Fettsäuren, zu so genannten Ketonkörpern abgebaut werden, die von den Organen in Zeiten der Mangelversorgung alternativ zu Glukose verstoffwechselt werden.

## Täglicher Bedarf

Es wird eine tägliche Eiweißzufuhr von etwa 0,8-1 g/kg Körpergewicht empfohlen, das entspricht einem Eiweißanteil an der täglichen Nährstoffmenge von ca. 12-15 Prozent. Mehr Eiweiß benötigen Schwangere und Stillende, Hochleistungssportler nehmen sogar Eiweißmengen von bis zu 2,5 g/kg Körpergewicht zu sich.

Ebenfalls einen erhöhten Eiweißbedarf haben Kinder und Jugendliche (1 bis 1,2 g pro kg Körpergewicht), wobei der Bedarf vom Kleinkindalter an stetig abnimmt. Ab dem 25. Lebensjahr verliert der menschliche Körper zunehmend an Gewebesubstanz und damit auch Protein, so dass sich der Eiweißbestand bis zum 60. Lebensjahr um etwa 20 Prozent vermindert.

## Fehlversorgung

Ist die Eiweißversorgung unzureichend, lässt zunächst die körperliche und geistige Leistungsfähigkeit nach. Weiterhin kommt es zu einer Beeinträchtigung der Fruchtbarkeit und des Immunsystems, was eine erhöhte Anfälligkeit gegenüber Infektionskrankheiten zur Folge hat. Auch eine Beschleunigung von Alterungsprozessen im Körper kann im Rahmen eines Proteinmangels auftreten. Bei massivem Eiweißmangel kommt es zu ausgeprägten Ödemen, also Flüssigkeitseinlagerungen im Gewebe. Die Eiweißversorgung des menschlichen Körpers sollte vorzugsweise über bioaktive Aminosäuren erfolgen, wie wir sie in Aloe Vera ausschließlich vorfinden.

### Info

Lassen Sie sich von Ihrem Arzt den Eiweißspiegel messen. Je höher er ist, desto besser für Ihre Fitness.

## Eiweißreiche Nahrungsmittel

Pflanzliche Proteine sind vor allem in Getreide, Soja und Hülsenfrüchten enthalten, tierische stecken in Eiern, Molkereiprodukten, Fleisch und Fisch. Den Bedarf an essenziellen Aminosäuren durch eine rein pflanzliche (so genannte vegane) Ernährung zu decken, setzt differenzierte Kenntnisse und große Disziplin voraus.

 Aloe Vera stärkt aufgrund der wichtigen Aminosäuren ganz entscheidend das Immunsystem im menschlichen Körper und sollte allein schon deswegen jeden Tag als Lebensmittel eingenommen werden.

# Enzyme – Die Stoffwechsel-Aktivisten

### Was sind Enzyme?

**Enzyme sind Eiweißmoleküle, die als Katalysatoren chemische Reaktionen beschleunigen. Für den Stoffwechsel sind Enzyme unverzichtbar. Für verschiedene Ausgangsstoffe (Substrate) und verschiedene chemische Reaktionen gibt es verschiedene Enzyme. Enzyme haben die typische Wortendung „-ase" wie z.B. Amylase, Transaminase.**

**Enzyme**

Enzyme sind Eiweißmoleküle, die als Katalysatoren für den Stoffwechsel fungieren.

Enzyme finden sich in allen Zellen des Körpers, viele von ihnen sind wichtig für ein Organsystem. Da sich die Enzyme in den Zellen befinden, treten sie bei Zellschäden in das Blut über. Dort kann man dann erhöhte Enzymspiegel messen, z.B. erhöhte Leberwerte (Transaminasen). Außerdem kann man, je nachdem welche Enzyme erhöht sind, auf den Ort der Zellschädigung schließen. Wichtige Organsysteme und ihre Enzyme sind unter anderem:

**Bauchspeicheldrüsenenzyme:** Amylase, Lipase
**Herzenzyme:** GOT, CK, LDH
**Leberenzyme:** GOT, GPT, Gamma GT, AP

Durch Hemmung bzw. Verstärkung der Enzymaktivität kann man aktiv in den Stoffwechsel eingreifen. Andererseits können auch auf Grund von genetischen Enzymdefekten verschiedene Krankheiten auftreten. Bei Enzymbestimmungen misst man nicht die Menge der Enzyme, sondern ihre Aktivität. Ausschlaggebend für das Maß ist, wie viel „Umsatz" eine bestimmte Menge eines Enzyms schafft.

Großen Einfluss auf das Messen der Enzymaktivität hat auch die Temperatur. Bisher war standardmäßig eine Messtemperatur von 25 °C vorgesehen. Nach neuen, mittlerweile umgesetzten Richtlinien wird künftig standardmäßig bei 37 °C gemessen werden. Die Unterschiede der Normwerte sind stark temperaturabhängig. Auch abhängig von der verwendeten Messmethode schwanken die Normwerte erheblich.

Wichtig sind also bei Enzymbestimmungen immer die angegebenen Normwerte des jeweiligen Labors.

 AloeVera enthält für die Verdauung der Nahrungsmittel ganz wichtige Enzyme (Amylase, Lipase) und für die Verbesserung des Leberstoffwechsels die Transaminasen (GOT und GPT).

# Mono- und Polysaccharide – Die Energieträger

**Einfach- und Mehrfachzucker spielen eine wichtige Rolle bei der Herstellung von Energie. Das menschliche Gehirn beispielsweise ist nur mit einer ausreichenden Zuckerzufuhr leistungsfähig. Wird 1 g Zucker verbrannt, entstehen 4 kcal. Einfachzucker liefern schnelle Energie. Mehrfachzucker sind zur Konstanthaltung des Blutzuckerspiegels dringend erforderlich. Sie werden auch komplexe Kohlenhydrate genannt.**

Der mengenmäßig am meisten vorkommende Stoff im Aloe Vera-Gel ist das Acemannan, ein Polysaccharid (Mehrfachzucker). Acemannan dient im Körper als Transportvehikel für alle Nährstoffe vom Mund bis zu den Billionen Zellen. Je besser der menschliche Organismus mit diesem Stoff ausgestattet ist, desto besser erfolgt die Versorgung der Organe mit allen biologischen Bausteinen.

> **Zucker**
>
> Einfach- und Mehrfachzucker liefern schnelle Energie. Mehrfachzucker halten den Blutzuckerspiegel konstant.

## Acemannan

Acemannan ist, so nehmen zahlreiche Forscher heute an, wohl die zentrale Substanz der Aloe Vera. Es ist ein langkettiges Zuckermolekül, das im menschlichen Körper nur bis zur Pubertät gebildet wird. Danach muss Acemannan über die Nahrung zugeführt werden. Durch Einlagerung von Acemannan in die Zellmembran werden die Abwehrkräfte der Zellen gestärkt. Das gesamte Immunsystem wird umfassend gekräftigt, weiße Blutkörperchen werden durch Acemannan gut geschützt. Auch hilft Acemannan dabei, Fremdproteine, die oft Allergien auslösen, rasch abzuführen.

Durch seine antiviralen, antibakteriellen und antimykotischen Eigenschaften kann Acemannan helfen, Candidaüberwucherungen zu kontrollieren und die natürliche Bakterienflora der Verdauungsorgane wieder herzustellen. Dies ist besonders wichtig, denn der Darm, unser größtes Immunorgan, ist in seiner Funktion bei fast allen Menschen gestört. Außerdem stimuliert Acemannan die Beweglichkeit der Verdauungsorgane und hilft, allergieauslösendes Fremdprotein in den Dickdarm abzuführen.

Acemannan hat darüber hinaus eine direkte Auswirkung auf die Zellen des Immunsystems. Acemannan schützt auch das Knochenmark vor Schädigungen durch chemische Gifte und belastende Drogen. Weil Acemannan alle Zellmembranen erreicht, kann es eine derart allumfassende Immunkräftigung bewirken, wodurch eine gesteigerte Entgiftung und Versorgung der Zellen in Gang gesetzt wird. Der verbesserte Stoffwechsel beeinflusst den ganzen Körper und hat eine enorme Energetisierung zur Folge.

# Fette – Die Energielieferanten

## Fettsäuren

**Mit einer Energiedichte von 38,1 kJ/g (= 9,1 kcal/g) ist Fett der wichtigste Energielieferant. Fette bestehen wie die Kohlenhydrate aus den elementaren Bausteinen Kohlenstoff (C), Wasserstoff (H) und Sauerstoff (O), im Gegensatz zu den Eiweißen haben sie keinen Stickstoffanteil (N). Bei den Nahrungsfetten handelt es sich in erster Linie um Triglyzeride und Cholesterin.**

### Fettsäuren

Fettsäuren sind der wichtigste Energielieferant. Man unterscheidet zwischen guten und schlechten Fetten.

Die Triglyzeride, auch Neutralfette genannt, machen den Großteil aller Nahrungsfette aus und bestehen aus Glyzerin, einem dreiwertigen Alkohol, und Fettsäuren, wobei jeweils drei Fettsäuremoleküle einem Molekül Glyzerin angelagert sind. Sie sind das Speicherfett, das die Depots im Körper auffüllt und z.B. an Fleischstücken zu sehen ist. Jedes dieser Fette wird durch eine unterschiedliche Fettsäurezusammensetzung charakterisiert.

Fettsäuren sind organische Säuren (Kohlenwasserstoffverbindungen), die man aufgrund der Länge der Kohlenstoffkette in kurzkettige und langkettige Fettsäuren einteilen kann. Je länger die Fettsäureketten in einem Fett, desto schwerer ist es zu verdauen oder zu schmelzen. Zum anderen unterscheidet man anhand der Anzahl von Doppelbindungen in der Fettsäurekette zwischen gesättigten Fettsäuren, die keine Doppelbindung aufweisen (z.B. Stearinsäure, Palmitinsäure), und einfach bzw. mehrfach ungesättig-

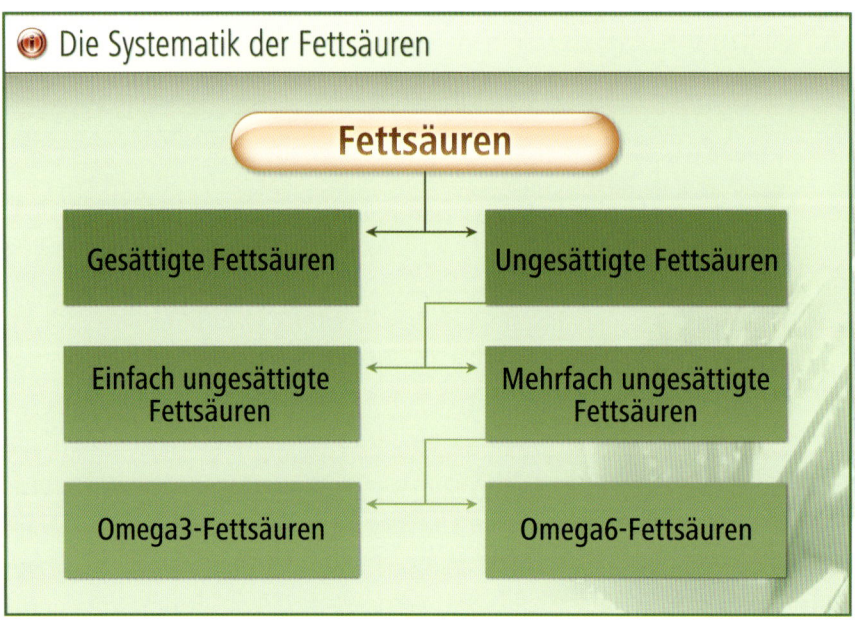

Die Systematik der Fettsäuren

Fettsäuren

Gesättigte Fettsäuren — Ungesättigte Fettsäuren

Einfach ungesättigte Fettsäuren — Mehrfach ungesättigte Fettsäuren

Omega3-Fettsäuren — Omega6-Fettsäuren

ten Fettsäuren mit einer (z.B. Ölsäure) oder mehreren (z.B. Linolsäure) Doppelbindungen. Mit steigender Anzahl von Doppelbindungen steigt die Reaktionsfreude des Stoffes. Dies ist auch der Grund dafür, weshalb Fette mit einem großen Anteil reaktionsfreudiger ungesättigter Fettsäuren schneller verderben. Für den menschlichen Körper gilt: Die reaktionsträgen gesättigten Fettsäuren wandern zumeist direkt in die Depots, während die reaktionsfreudigeren ungesättigten bevorzugt bei den organischen Bauprozessen eingesetzt werden.

## Essenzielle Fettsäuren

Einige der ungesättigten Fettsäuren, wie die Linolsäure und die Linolensäure, können vom menschlichen Organismus nicht selber hergestellt werden, sie müssen also mit der Nahrung zugeführt werden; man spricht dann von essenziellen Fettsäuren. Der Körper ist in der Lage, aus diesen beiden die wichtigste ungesättigte Fettsäure überhaupt herzustellen: die vierfach ungesättigte Arachidonsäure. Sie ist Bestandteil nahezu aller Zellmembranen und darüber hinaus Ausgangssubstanz für eine Reihe wichtiger Mediatoren mit vielfältigen Wirkungen u.a. auf Blut und Kreislauf sowie als Vermittler bestimmter Hormonwirkungen. Ein zuviel an Arachidon-Säure (AA) führt jedoch zu entzündlichen Prozessen im Körper (Rheuma).

**Fett**

Tierische Fette machen fett, pflanzliche Fette machen fit!

 Nach ihrer Herkunft unterteilt man tierische und pflanzliche Fette. Während die Fette tierischen Ursprungs in der Regel hauptsächlich gesättigte Fettsäuren enthalten, findet man bei bestimmten Pflanzen, aber auch bei Fisch, große Anteile ungesättigter Fettsäuren.

Allgemein gilt: Flüssige Fette haben einen hohen Anteil an kurzkettigen und ungesättigten Fettsäuren, feste hingegen weisen einen großen Anteil langkettiger und gesättigter Fettsäuren auf. Schließlich kann man unter dem Gesichtspunkt der Verarbeitung zwischen naturbelassenen Nahrungsfetten wie beispielsweise kaltgepressten Ölen aus Disteln oder Oliven und bearbeiteten Nahrungsfetten unterscheiden. Zu letzteren gehören raffinierte Fette wie Speiseöl oder gehärtete Fette wie beispielsweise Erdnuss- oder Kokosfett. Neben den Triglyzeriden zählt auch das Cholesterol zu den Nahrungsfetten. Es ist nicht essenziell, da es von der Leber und anderen peripheren Gewebezellen selbst produziert werden kann. Die tägliche Cholesterol-Zufuhr sollte unter 300 mg liegen.

### Funktion im Körper

Nahrungsfette sind aufgrund ihrer hohen Energiedichte der Energieträger Nummer 1: Fette liefern mehr als die doppelte Menge Energie als Kohlenhydrate oder Eiweiße. Der unmittelbare Energiebedarf wird allerdings in der Regel durch Kohlenhydrate gedeckt, da die Fettverbrennung, die sog. Lipolyse, trotz des höheren Energie-Gewinns für den Organismus aufwändiger ist.

Jegliches Zuviel an Energie, das über die Nahrung zugeführt wird, speichert der Körper in Depots, so werden die nicht verbrannten Fette vom Körper als Depot- und als Baufett gespeichert. Diese Energiespeicherform ist sehr gewichts- und platzsparend. Hätte beispielsweise ein Vogel seinen Energievorrat in Kohlenhydraten statt in Depotfett angelegt, könnte er nicht vom Boden abheben. Während längerer Hunger- und Mangelzustände greift der Körper auf seine Energiereserven, die Depotfette, zurück. Diese Depots werden in „guten Zeiten" entsprechend aufgefüllt, um für schlechte Zeiten gewappnet zu sein.

### Helfer bei der Aufnahme von Vitaminen

Neben ihrer Rolle als Energielieferanten sorgen die Nahrungsfette auch dafür, dass die fettlöslichen Vitamine A, D, E und K im Organismus aufgenommen werden können. Das Zusetzen von Olivenöl z.B. an Möhrengemüse dient also nicht nur der Entfaltung des Aromas, sondern auch der verbesserten Aufnahme des in den Möhren enthaltenen Vitamin A. Damit ist auch schon eine weitere wichtige Eigenschaft der Fette angedeutet.

Die meisten Aroma- und Geschmacksstoffe sind lipophil, d.h. fettlöslich; Käse oder andere Molkereiprodukte mit einem hohen Fettanteil schmecken daher besser. Jeder, der sich schon einmal einer strengen fettarmen Diät unterzogen hat, weiß, dass mit dem Fett auch ein Großteil des Geschmacks verschwunden ist.

> **Fett**
>
> Meiden Sie bei Ihrem Einkauf gesättigte, gehärtete Fette und Transfettsäuren!

 Aloe Vera enthält ein ausgewogenes Verhältnis an gesättigten, einfach und mehrfach gesättigten Fettsäuren.

## Täglicher Bedarf

Der durchschnittliche Tagesbedarf an Fetten beträgt 0,7-0,9 g/kg Körpergewicht. Der Fettbedarf richtet sich ebenso wie der Bedarf an den anderen Nahrungsbestandteilen nach dem Gesamtenergiebedarf, der je nach Alter, Körpergewicht, körperlicher Arbeitsleistung und Außentemperatur variiert. Etwa 25-30 Prozent der Gesamtenergiezufuhr sollen durch Fette gedeckt werden. Dabei sollten Fette mit einem hohen Gehalt an essenziellen Fettsäuren bevorzugt werden.

## Fehlversorgung

Eine übermäßige Zufuhr besonders an Fetten mit einem hohen Anteil gesättigter Fettsäuren führt durch die verstärkte Depotbildung in der Grundsubstanz zu Übergewicht, welches vielfältige gesundheitliche Folgen nach sich ziehen kann: Schäden durch mechanische Überbelastung im Halte- und Bewegungsapparat, verminderte körperliche Leistungsfähigkeit, lokale Ekzeme und Infektionen in den Hautfalten, psychische Probleme sowie Libido- und Potenzstörungen und ein erhöhtes Risiko für eine Vielzahl von Krankheiten wie Diabetes, Bluthochdruck, koronare Herzkrankheit und Herzinfarkt, Schlaganfall, Gicht, Gallensteinleiden und andere Gallenblasenerkrankungen.

> **Info**
> Jeder Bundesbürger nimmt im Durchschnitt täglich 130-150 g Fett zu sich. Das ist viel zu viel!

## Fettabbau durch Sport

Bei körperlicher Anstrengung wird zuerst die Energie aus Kohlenhydraten verbraucht, anschließend wird auf die Energie aus den Fettdepots zurükkgegriffen, allerdings geschieht dies erst nach etwa 30 Minuten kontinuierlicher körperlicher Belastung. Die Fettverbrennung wird dabei vor allem bei leichteren Ausdauerbelastungen aktiviert, denn je intensiver die sportliche Aktivität ist, desto größer ist die Energiedeckung durch die schneller verwertbaren Kohlenhydrate. Für alle, die lästige Fettreserven durch Sport loswerden wollen, gilt also: Mindestens eine halbe Stunde bei mäßiger Belastung ohne Unterbrechung trainieren, erst danach geht es den Pölsterchen an den Kragen!

## Risikofaktoren

- Blutfette
- Bluthochdruck
- Zuckerkrankheit
- Rauchen
- Übergewicht
- Stress

## Arteriosklerose

Anhand der Gefäßerkrankung Arteriosklerose soll erklärt werden, was falsche Fette in unserem Körper bewirken.

Die linke Abbildung zeigt eine Arterie, die von roten Blutkörperchen ungehindert durchblutet wird. In der mittleren Arterie wird nichtverbranntes, tierisches Fett an den Gefäßwänden abgelagert. Dadurch entsteht eine Durchblutungsbehinderung mit der Folge von Turbulenzen.

In der rechten Abbildung verklumpen sich rote Blutkörperchen und Blutplättchen (Thrombocyten) unterhalb der Fettablagerung zu einem Thrombus. Löst sich dieser Blutpfropf, kann es zu einer Lungenembolie, zum Herzinfarkt oder Schlaganfall kommen. 70 Prozent der Todesfälle entstehen durch falschen Fettkonsum. Daher lassen sich durch die richtige Fettaufnahme schwerwiegende Krankheiten und bei vielen Menschen Todesfälle verhindern.

Meiden Sie gesättige tierische Fettsäuren, bevorzugen Sie einfach ungesättigte Fettsäuren z.B. gutes Olivenöl und führen Sie täglich mehrfach ungesättigte Fettsäuren z.B. Omega3-Fettsäure zu.

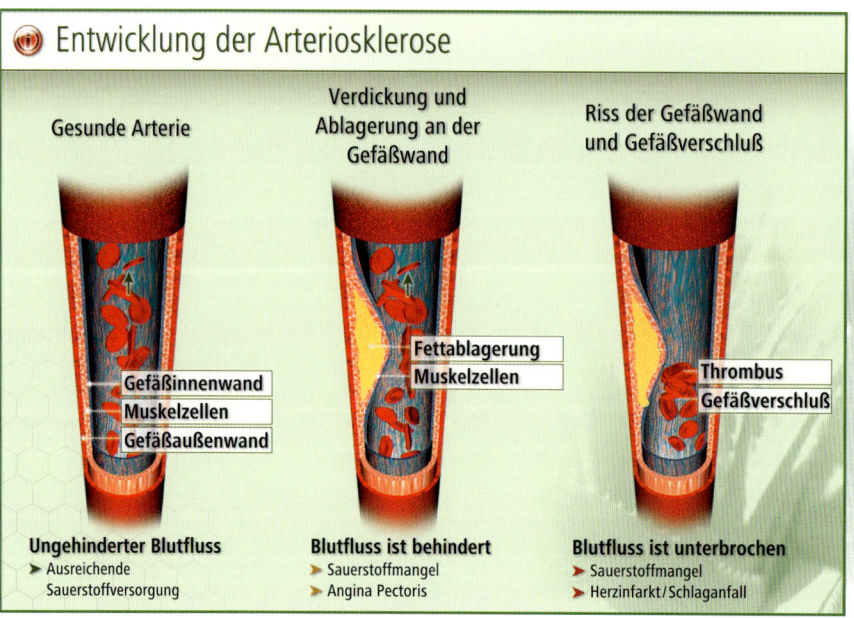

**Entwicklung der Arteriosklerose**

Gesunde Arterie

Verdickung und Ablagerung an der Gefäßwand

Riss der Gefäßwand und Gefäßverschluß

Gefäßinnenwand
Muskelzellen
Gefäßaußenwand

Fettablagerung
Muskelzellen

Thrombus
Gefäßverschluß

**Ungehinderter Blutfluss**
➤ Ausreichende Sauerstoffversorgung

**Blutfluss ist behindert**
➤ Sauerstoffmangel
➤ Angina Pectoris

**Blutfluss ist unterbrochen**
➤ Sauerstoffmangel
➤ Herzinfarkt/Schlaganfall

Insgesamt ist der Fettverbrauch an tierischen (ungesättigten) Fetten in den westlichen Industrieländern zu hoch, der Konsum fettreicher Nahrungsmittel sollte deshalb allgemein reduziert werden, wobei auch auf versteckte Fette zu achten ist. Ein Fettmangel, der beispielsweise durch längerfristige nahezu fettfreie Diät oder fettfreie künstliche Ernährung entstehen kann, ist in erster Linie durch das Fehlen der essenziellen Fettsäuren gefährlich. Die Folge sind Hautveränderungen wie übermäßige Verhornung (Hyperkeratose) und Haarausfall (Alopezie) sowie ein Mangel an Blutplättchen (Thrombozytopenie) mit gesteigerter Blutungsneigung und Wachstumsstörungen.

## Fette in Nahrungsmitteln

Bei einer gesunden Ernährung sollte Wert auf die Zufuhr von ungesättigten Fettsäuren gelegt werden, wobei hier insbesondere auf eine ausreichende Aufnahme der mehrfach ungesättigten Fettsäuren geachtet werden muss, weil der Körper diese nicht selbst herstellen kann.

In Nahrungsmitteln, die tierische Fette enthalten, wie z.B. Fleisch, Talg, Schmalz, Milch und Butter, sind kaum ungesättigte Fettsäuren zu finden. Diese sind vielmehr zum größten Teil pflanzlichen Ursprungs; einen besonders hohen Anteil an einfach ungesättigten Fettsäuren hat z.B. kaltgepresstes Olivenöl.

Das Fett in Fischölen hat einen hohen Anteil an speziellen langkettigen, mehrfach ungesättigten Fettsäuren, so genannte Omega3-Fettsäuren. Man schreibt diesen Fettsäuren, die besonders in Seefisch und Lebertran reichlich vorkommen, einen Schutzeffekt für das arterielle Gefäßsystem zu. Darüber hinaus sollen sie einen positiven Einfluss auf das Hautbild bei chronischen Hauterkrankungen wie der Psoriasis oder der atopischen Dermatitis haben, sie verbessern auch nachweislich alle Funktionen des Gehirns.

In manchen Herstellungsverfahren, z.B. bei Margarine, müssen die Doppelbindungen der natürlich vorkommenden pflanzlichen Fettsäuren reduziert (gehärtet) werden. Als Ausgleich werden der Margarine essenzielle Fettsäuren wieder zugesetzt.

# Aminozucker D-Glucosamin – Die Verbindung von Zucker und Aminosäuren

## Anwendung

Die Anwendung von D-Glucosamin erfolgt zur Minderung von Schmerzen und Verbesserung der Funktion bei leichter bis mittelschwerer Gonarthrose, also bei Arthrose im Kniegelenk. Glucosamine verbessern die Gelenkschmiere, eine Substanz, die sehr wichtig ist für die Ernährung der Knorpelzellen. Viele Jugendliche haben bereits Knorpelschäden, weil sie durch falsche Ernährung nicht ausreichend D-Glucosamin zu sich nehmen.

## Wirkungsmechanismus

D-Glucosamin ist ein wichtiger Baustein des Knorpels und der Gelenkinnenhaut. Seine Wirkung bei der Arthrose soll unter anderem auf einer Stimulation der Chondrozyten und der Hyaluronsäurebildung beruhen.

**D-Glucosamin**

D-Glucosamin ist ein wichtiger Baustein für Knorpel und Gelenkinnenhaut.

## Anwendung

Aloe Vera enthält D-Glucosamin in bioaktiver Form. Diese Substanz ist erforderlich, um die Gelenkschmiere zu produzieren, die den Knorpel wieder mit Nährstoffen versorgt. Werden die übrigen Körperzellen alle nur über den Blutweg versorgt, so ist dies bei den Knorpelzellen nicht der Fall. Folglich ist die Zufuhr von D-Glucosamin sehr wichtig.

Bei Mangelversorgung kommt es zu Knorpelschäden, die häufig im Bereich der Kniegelenke auch schon bei sehr jungen Menschen zum Krankheitsbild der Arthrose führen. Gelenkabnutzungen sind daher heute nicht nur ein Problem des Alters.

Die regelmäßige, frühzeitige Zufuhr von D-Glucosamin wirkt somit vorbeugend gegen Schmerzen im Kniegelenk und Hüftbereich. Für den gesamten Bewegungsapparat ist Aloe Vera mit den Zusatzstoffen MSM (Methylsulfonylmethan), Chondroitin-Sulfat, D-Glucosamin und Vitamin E besonders zu empfehlen.

# Sekundäre Pflanzenstoffe –
# Die Stoffwechselbeschleuniger

Sekundäre Pflanzenstoffe finden sich vorwiegend im Fruchtfleisch von Obst, sowie in Salaten und Gemüsen. Es sind wichtige Stoffe zur Verbesserung der Stoffwechselleistungen sowie zur Vorbeugung gegen Krebserkrankungen. Laut Definition sind sekundäre Pflanzenstoffe natürliche Inhaltsstoffe von Obst, Gemüse, Hülsenfrüchten und Getreide. Sie verleihen diesen Lebensmitteln Aroma, Duft und Farbe. Aufgrund ihrer chemischen Struktur und ihrer funktionellen Eigenschaften lassen sich die sekundären Pflanzenstoffe in 9 Gruppen einteilen.

> **Info**
>
> Essen Sie täglich Ampelgemüsesorten
>
> Rot    Gelb    Grün

## Carotinoide

Ob Tomate, Paprika, Kürbis oder Aprikosen - ihre intensive Rot- oder Gelbfärbung verdanken sie den Carotinoiden. Auch in grünen Gemüsen wie Spinat, Broccoli, Erbsen und in Salat sind sie enthalten. Das Chlorophyll verdeckt ihre Farbe. Die ca. 500-600 Carotinoiden sorgen für das appetitliche und farbenfrohe Aussehen vieler Obst- und Gemüsesorten. 40-50 dieser Carotinoiden werden vom Menschen verwertet und schützen Haut und Gewebe vor unerwünschten Reaktionen mit Sauerstoff. Sie wirken als Krebsschutz und als Immunstimulanz.

> **Krebsschutz**

## Polyphenole

Polyphenole kommen in fast allen Pflanzen besonders in den Randschichten und Blättern vor. Hier findet man zwei Untergruppen: die Phenolsäuren (verleihen das Aroma) und die Flavonoide (verleihen die Farbe). Ihre vielfältigen gesundheitsfördernden Wirkungen umfassen den Schutz vor Infektionen, Entzündungen und Krebsentstehung. Wir finden sie vorwiegend in Kirschen, Rotkohl, Weizenvollkorn und Trauben.

> **Polyphenole**
>
> Erhöhen das „gute" Cholesterin HDL.

## Phytosterine

Sie sind in fettreichen, pflanzlichen Lebensmitteln wie Sonnenblumenkernen, Nüssen und Hülsenfrüchten enthalten. Auch Pflanzenöle weisen einen hohen Gehalt auf. Sie senken den Cholesteringehalt im Blut und beugen somit Herz-Kreislauf-Erkrankungen vor.

> **Krebsschutz**

## Saponine

Die in Hülsenfrüchten, wie Erbsen, Linsen oder Bohnen enthaltenen Saponine haben gesundheitsfördernde Wirkung beim Krebsschutz und bei der Senkung des Cholesterinspiegels.

> **Darmschutz**

### Krebsschutz

## Glucosinolate

Diese finden wir in Kreuzblütlern wie Senf, Meerrettich, Kresse oder Kohl. Der ihnen nachgesagte Krebsschutz wird durch den Gehalt an Schärfe begründet. Durch die mechanische Beschädigung durch Kauen oder Schneiden werden die pflanzeneigenen Enzyme freigesetzt und können so für unseren Organismus biologisch wirken.

### Entgiftung

## Sulfide

Sulfide sind schwefelhaltige Verbindungen, die vor allem in Liliengewächsen wie Zwiebeln, Lauch, Spargel und Knoblauch vorkommen. Sie wirken auf unseren Körper durch Geschmack und Geruch. Hier findet auch der Knoblauch seine in der Volksmedizin vielgelobte Wirksamkeit. Die gesundheitsfördernde Wirkung haben auch hier die pflanzeneigenen Enzyme.

### Verdauung

## Protease-Inhibitoren

Sie kommen in Pflanzensamen und im Getreide vor und sind für die Eiweißverdauung notwendig. Ihre gesundheitsfördernden Effekte haben sie im Krebsschutz, bei der Blutzuckerregulierung und in der Entzündungshemmung.

### Geschmack

## Terpene

Terpene sind eine große Gruppe von pflanzlichen Aromastoffen. Sie zeichnen sich aus durch ihren intensiven Geschmack und Duft. Sie erfreuen dadurch nicht nur den Geruchs- und Geschmackssinn, ihnen wird auch eine Bedeutung in der Krebsprävention zugesprochen. Wir finden sie vor allem in der Pfefferminze, dem Kümmel und in den Zitrusfrüchten.

### Pflanzl. Hormone

## Phytoöstrogene

Pflanzenöstrogene aus Hülsenfrüchten und Getreide wirken ähnlich wie die menschlichen Östrogene, nur viel schwächer. Ihren gesundheitlichen Nutzen haben sie in der Schutzwirkung vor hormonabhängigen Krebsarten, wie Brust- Gebärmutter- und Prostatakrebs.

# Ballaststoffe – Die Verdauungshelfer

**Auch Nahrungsbestandteile, die der menschliche Körper nicht verdauen kann, können der Gesundheit nutzen. Hielt man Ballaststoffe früher für wertlos und überflüssig, gehören diese natürlichen Quellstoffe aus heutiger Sicht zur gesunden Ernährung dazu.**

Ballaststoffe sind Substanzen in pflanzlichen Lebensmitteln, die der menschliche Dünndarm nicht verwerten kann. Weil körpereigene Enzyme diese Substanzen nicht abbauen können, werden sie unverdaut mit dem Stuhl wieder ausgeschieden. Als Quell- und Füllstoffe leisten sie keinen Energiebeitrag für den Körper und besitzen daher keinen Brennwert.

Bei allen Ballaststoffen handelt es sich um Gerüst- oder Stützsubstanzen von Pflanzen. Dazu gehören sowohl Polysaccharide (z.B. Zellulose, Hemizellulose), als auch Lignin, Pektin, Agar-Agar und Guar.

> **Ballaststoffe**
>
> Ballaststoffe fördern die Verdauung, schützen den Dickdarm vor Krebs und senken den Cholesterinspiegel.

## Wirkung

Hinsichtlich ihrer Wirkung unterscheiden Ernährungswissenschaftler lösliche von unlöslichen Ballaststoffen:

Lösliche Ballaststoffe wie Guar, Pektin und Agar-Agar sind besonders in Obst und Gemüse sowie in Hafer enthalten. Im Dickdarm binden sie sich an Gallensäuren, die dadurch mit dem Stuhl ausgeschieden werden. Um neue Gallensäuren zu bilden, verwertet der Körper Cholesterin und folglich sinkt der Cholesterinspiegel im Blut. Außerdem entstehen beim bakteriellen Abbau dieser Ballaststoffe im Dickdarm bestimmte Spaltprodukte, welche die Cholesterinsynthese in der Leber hemmen. Gerade bei der Ernährung von Diabetikern spielen lösliche Ballaststoffe eine wichtige Rolle: Nach einer Mahlzeit verhindern sie ein zu rasches Ansteigen der Blutzuckerwerte.

Ballaststoffe kommen bei den Deutschen viel zu kurz: Die Menschen in den westlichen Industrienationen ernähren sich meist von zu viel gereinigten Weizenmehlprodukten und essen zu wenig Obst, Gemüse und Vollkornprodukte. 18 bis 20 g Ballaststoffe nimmt der Deutsche durchschnittlich am Tag zu sich. Die Deutsche Gesellschaft für Ernährung empfiehlt jedoch, täglich mindestens 30 g Ballaststoffe über ballaststoffreiche Lebensmittel aufzunehmen!

**Info**

Essen Sie mehr ballaststoffreiche Lebensmittel.

Unlösliche Ballaststoffe wie Lignin, Zellulose und Hemizellulose stecken vor allem in den Randschichten von Getreidekörnern, also in Vollkorngetreide und Vollkornprodukten. Im Dickdarm binden sie Wasser und quellen auf. Zusätzlich bilden sie die Nahrungsgrundlage der Bakterien im Darm, die sich vermehren können und große Mengen an Stoffwechselprodukten herstellen. Auf diese Weise füllt sich der Darm und das wiederum regt die Darmbewegung an. Der Stuhl wird insgesamt lockerer und schneller ausgeschieden. Ballaststoffreiche Ernährung fördert eine geregelte Verdauung, senkt das Dickdarmkrebsrisiko und schützt so vor einer Reihe weiterer Erkrankungen des Enddarms (z.B. Hämorrhoiden).

Um diesen Bedarf zu decken, sollten ballaststoffreiche Lebensmittel fester Bestandteil des täglichen Speiseplans sein. Dazu gehören Leinsamen- und Vollkornbrot sowie Erbsen, Linsen, Bohnen, Sprossen und Rosenkohl. Auch Vollkornnudeln, Vollkornzwieback, Früchtebrot, Kern- und Beerenobst sind reich an Ballaststoffen.

## Tagesbedarf

30 g Ballaststoffe stecken beispielsweise in etwa 350 g Vollkornbrot. Wer täglich ein bis zwei Stück Obst (möglichst mit Schale) isst, eine Portion Salat von ungefähr 75 g und etwa 200 g Gemüse, hat seinen Tagesbedarf an Ballaststoffen gedeckt.

Bei der Umstellung auf ballaststoffreiche Kost kann es, abhängig von der Dickdarmflora, zu vermehrter Gasbildung und damit zu Blähungen kommen. Um Unverträglichkeiten zu vermeiden, sollte die Ernährung schrittweise umgestellt werden.

 Aloe Vera Gel enthält die wertvollen sekundären Pflanzenstoffe, wie auch die vor Krebs schützenden Ballaststoffe in ausreichendem Maße.

# Die 4 E – Grundlage, um gesund zu bleiben

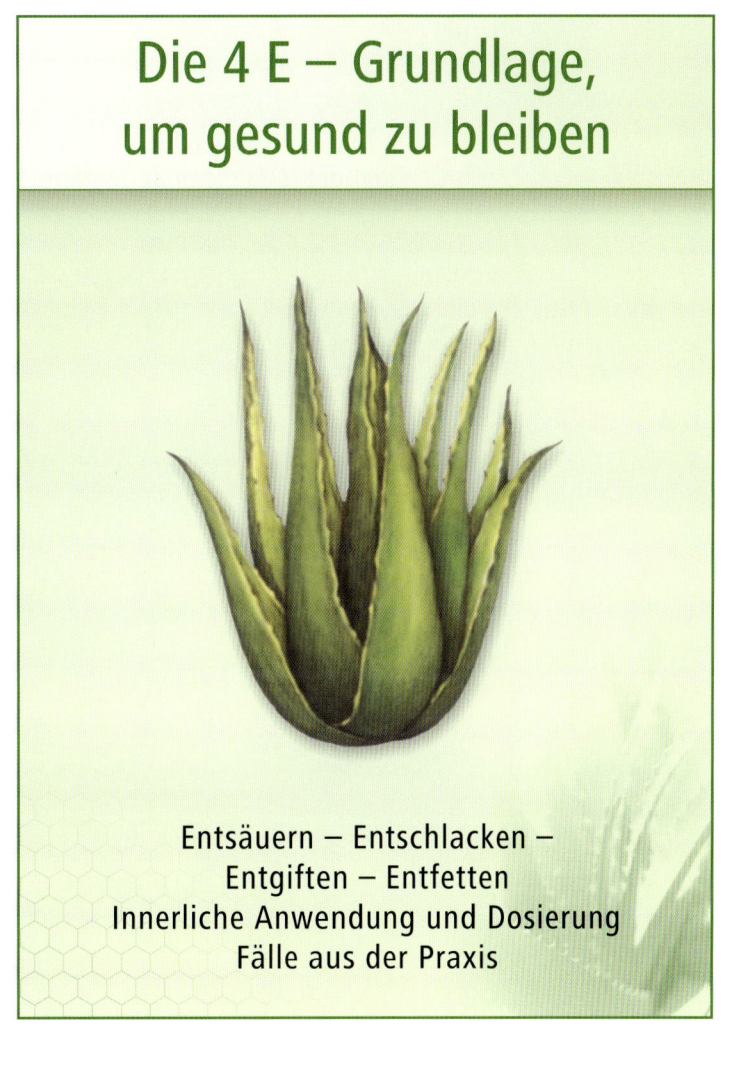

Entsäuern – Entschlacken –
Entgiften – Entfetten
Innerliche Anwendung und Dosierung
Fälle aus der Praxis

# Die 4 E – Grundlage, um gesund zu werden

**Wie hilft Aloe Vera, gesund zu werden und gesund zu bleiben?**

**Mit den Inhaltsstoffen der Aloe Vera Barbadensis Miller kann die Entsäuerung, Entschlackung, Entgiftung und Entfettung (4 E) eingeleitet und durchgeführt werden, damit die Grundsubstanz, also der Raum zwischen den Kapillaren und den Zellen, wieder frei wird. Nur so können die Nährstoffe ungehindert die Zellen erreichen und der Abtransport der Schlackenstoffe ebenso problemlos über die Blutgefäße und das Lymphsystem erfolgen. Somit wird der Stoffwechsel wieder angeregt und über die körpereigenen Selbstheilungskräfte Heilungsprozesse eingeleitet. Das heißt, es wird in diesem Fall die Ursache einer Erkrankung beseitigt und nicht, wie allzu oft in der Schulmedizin, nur das Symptom behandelt.**

**Die 4 E**

- Entsäuerung
- Entschlackung
- Entgiftung
- Entfettung

## Entsäuerung

Aloe Vera-Gel wirkt im menschlichen Körper entsäuernd, weil die Pflanze eine basische Reaktion im Organismus auslöst, das heißt, die Verlagerung des übersäuerten Milieus (ein ph-Wert unter 7) in den basischen Bereich (ein ph-Wert größer 7). Nur im basischen Milieu laufen Stoffwechselprozesse regelgerecht ab und nur über einen ausgeglichenen Säure-Basen-Haushalt können chronische Krankheiten ausgeheilt werden.

## Entschlackung

Aloe Vera-Gel enthält viele bioaktive Mineralien (Kalzium, Magnesium, Natrium, Kalium) und Spurenelemente (Kupfer, Mangan, Eisen und Zink). Zusammen mit Wasser (2-3 Liter täglich) lösen diese Stoffe die Schlacken auf und entsorgen sie über Haut, Darm und Nieren. Dies kann in den ersten Tagen nach der Aloe Vera-Einnahme zur so genannten „Erstverschlimmerung" führen, eine durchaus erwünschte Reaktion des Körpers.

## Entgiftung

Deponierte Giftstoffe können durch folgende Substanzen aus dem Körper entfernt werden: Vitamine ACE (Radikalenfänger), Zink, sekundäre Pflanzenstoffe, Ballaststoffe, Aminosäuren und Enzyme. Die Entgiftung erfährt eine Unterstützung durch Kräuter- und Fastentees, die zusätzlich zu Wasser (2-3 Liter pro Tag) getrunken werden sollten.

 Die 4 E sind zusammen mit der Vermeidung einer schädlichen Lebensweise Grundvoraussetzung, dass die Inhaltsstoffe des Aloe Vera-Gels sich voll entfalten können und wir über die Verbesserung des Stoffwechsels gesund werden und gesund bleiben.

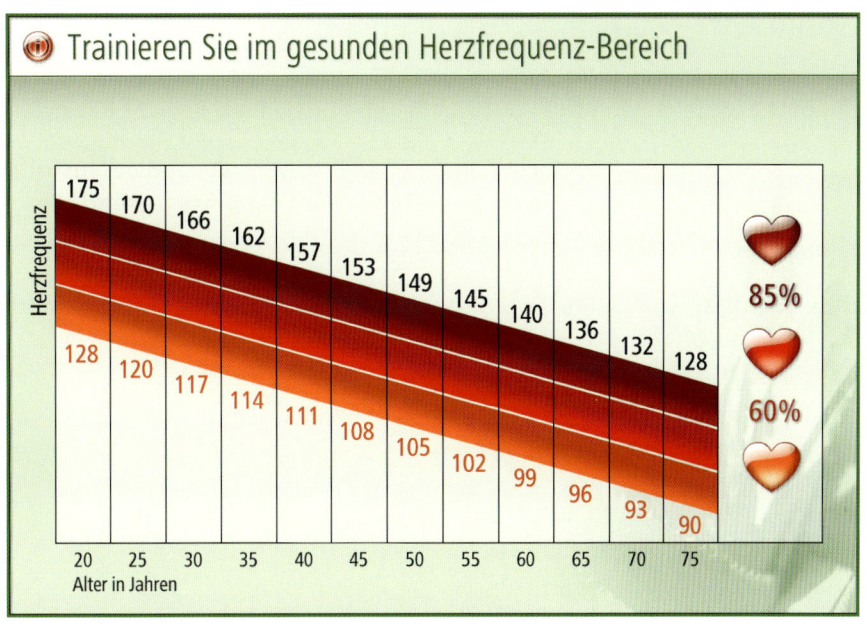

**Trainieren Sie im gesunden Herzfrequenz-Bereich**

## Entfettung

Durch falschen Fettkonsum – es werden zu viele tierische Fette (gesättigte Fettsäuren) verspeist – kommt es zum Krankheitsbild Übergewicht (Adipositas). Die Fette, die vom Darm aufgenommen, aber nicht zur Energiegewinnung verbrannt werden, lagern sich in der Grundsubstanz ab und belasten den Stoffwechsel ganz erheblich. Daher ist bei einer Fettleibigkeit ein gezielter Fettabbau bei Erhaltung der Muskelmasse zwingend erforderlich.

Mit einfach und mehrfach ungesättigten Fettsäuren kann es zu einer Verringerung des Körperfettanteils kommen, wobei die Fettverbrennung mit einem Eiweißmittel noch beschleunigt werden kann. Sportliche Betätigung im pulsgesteuerten Fettverbrennungsbereich (altersabhängig) fördert diesen Prozess zusätzlich.

# Die richtige Dosierung

**Wie ist Aloe Vera einzunehmen?**

## Grundsatz

**Je stärker der menschliche Organismus mit Säuren, Schlacken und Giftstoffen belastet ist, das heißt, je mehr gesundheitliche Probleme und Symptome vorliegen, desto vorsichtiger und einschleichender sollte die Tagesdosis angesetzt werden.**

## Hinweis

Die im Anschluss folgenden Einnahmeempfehlungen beziehen sich ausschließlich auf Aloe Vera-Produkte, die aus den Blättern der Aloe Vera Barbadensis Miller gewonnen wurden und mindestens 90 Prozent Aloe Vera-Anteil besitzen. Das reine Gel wird schonend aus dem Blatt entnommen, ohne die Schale und damit auch ohne das schädliche Aloin, das bei längerer Einnahme Magen- und Darmprobleme verursacht und besonders für Schwangere nicht zu empfehlen ist. Eine Mischung des Blattgels mit reinem Blütenhonig verbessert nicht nur den Geschmack, sondern auch nachweislich die Wirksamkeit dieses Aloe Vera-Gels. Der Einsatz von Stabilisatoren erhält die Bioverfügbarkeit der Inhaltsstoffe, die Konservierungsstoffe sind wegen gesetzlicher Vorgaben erforderlich.

## Dosierungsempfehlung

Die Tagesdosis richtet sich nach Milliliter-Angaben (ml) und nicht nach verfügbaren Gefäßen (z.B. Schnapsgläschen). Nur für 10 Prozent der infrage kommenden Konsumenten gilt die „normale Erwachsenendosis" von 3 x 30 ml bis 3 x 40 ml täglich. Das sind Personen, die keine Beschwerden haben, gesund sind oder keine größeren gesundheitlichen Probleme haben. Alle anderen benötigen eine individuelle, optimal abgestimmte Tagesdosis, damit die bestmögliche Wirkung erzielt werden kann.

Die Tagesdosis, im Normalfall 90 bis 120 ml, sollte auf drei Portionen verteilt werden, also morgens, mittags und abends, damit der Körper mit Hilfe seines Biorhythmus die Inhaltsstoffe noch besser verarbeiten kann. Einmalgabe der Tagesmenge, z.B. am Morgen, ist wesentlich geringer wirksam. Unter der Voraussetzung, dass der Magen und der Dünndarm frei von Nahrungsresten sind, reicht es, das Gel 1-2 Minuten vor den jeweiligen Mahlzeiten einzunehmen, weil damit eine ungestörte, vollständige Aufnahme der Wirkstoffe durch den Dünndarm gewährleistet ist.

Aloe Vera-Gel sollte auch möglichst pur ohne irgendwelche Beimischungen wie Säfte oder Wasser getrunken werden. Medikamente können danach ohne Einschränkungen wie gewohnt eingenommen werden.

## Altersgruppen

Grundsätzlich ist die Einnahme in allen Altersgruppen möglich. Aloe Vera-Gel ist ein pflanzliches, natürliches Nahrungsergänzungsmittel, ein Gemüsesaft mit einer großen Anzahl von verschiedenen, bioaktiven Nährstoffgruppen. Wir Menschen sollten dankbar sein, dass uns die Natur diese Pflanze für unsere Gesundheit zur Verfügung stellt.

## Säuglinge

Bereits ab dem zweiten bis dritten Lebensmonat, falls entsprechende Erkrankungen wie vermehrte Darmpilze, Verdauungsschwäche, Blähungen (Meteorismus), Neurodermitis, wiederholte Antibiotika-Therapie wegen häufiger Infekte vorliegen, empfiehlt es sich, eine Tagesdosis von 2 bis 3 Tropfen über den Tag verteilt in die Wangentaschen des Säuglings einzuträufeln.

## Kleinkinder und Jugendliche

Je nach Gewicht und Entwicklungsstand können hier nur ungefähre Angaben gemacht werden. Wichtig ist, die Verträglichkeit im Auge zu behalten.

Ab dem 5. Lebensjahr ca. 3 x 5 ml täglich
Ab dem 10. Lebensjahr ca. 3 x 10 ml täglich
Ab dem 15. Lebensjahr ca. 3 x 15 ml täglich,
je nach Körperstatur auch 3 x 30 ml täglich.

## Erwachsene

Die Tagesdosis für gesunde Erwachsene liegt bei 90 bis 120 ml, verteilt auf drei Portionen. Das hängt mit dem Biorhythmus zusammen. Im Falle von chronischen Krankheiten, Allergien etc. sollte nicht mit der vollen Trinkmenge begonnen werden. Weniger ist auch hier mehr. Viel besser ist, mit weniger zu starten und dann kontinuierlich durch verträgliche Steigerungen der Tagesmenge den Körper an Aloe Vera zu gewöhnen. Mehr Informationen hierzu finden sich im Kapitel „Krankheitsbilder".

### Senioren

Sie sollten je nach Gesundheitsstatus und bestehenden Erkrankungen die Tagesdosis mit Augenmaß wählen. Gerade bei schweren Vorerkrankungen bzw. chronischen Leiden sollte zunächst im Kapitel „Krankheitsbilder" nachgelesen und bei Bedarf Rücksprache mit dem Hausarzt gehalten werden.

### Schwangere

Aloe Vera-Gel, das kein Aloin enthält, kann in der Schwangerschaft eingenommen werden. Gerade in der Schwangerschaft leidet die Mutter an den Folgen der Übersäuerung, Verschlackung und Vergiftung wegen der ausbleibenden Regelblutung. Probleme im Wirbelsäulenbereich, Verspannungen, Durchblutungsstörungen, Besenreiser, Veränderungen der Haut (Cellulitis) und Wassereinlagerungen (Ödeme) sind nur einige der möglichen Folgen. Hier wirkt die Aloe Vera-Einnahme unterstützend, um negative Auswirkungen durch Stoffwechselstörungen zu vermeiden. Beginnend mit einer Dosis von 3 x 20 ml ist eine Steigerung auf 3 x 50 bis 3 x 60 ml sinnvoll. Auch in der Stillzeit ist eine Tagesdosis von 90 bis 120 ml zu empfehlen.

### Dauer der Einnahme

Aloe Vera-Gel ist ein Lebensmittel, also ein Mittel zum Leben. Es versorgt unsere 70 Billionen Zellen mit vielen wichtigen, bioaktiven Nährstoffen, hilft dem Körper bei den wichtigen Grundmaßnahmen für Gesundheit (Entsäuerung, Entschlackung und Entgiftung) und verbessert den Stoffwechsel in allen Organen.

Die Einnahme ist sinnvoll, weil sie Krankheiten behandelt (Therapie), die Gesundheit erhält und Krankheiten vorbeugt (Prophylaxe). Daher sollte Aloe Vera-Gel täglich eingenommen werden — dauerhaft und ohne Unterbrechung.

# Reaktionen auf AloeVera-Gel

**Ziel der AloeVera-Behandlung ist die Entsäuerung, die Entschlackung, Entgiftung und Entfettung der belasteten Grundsubstanz, um den Stoffwechsel wieder zu verbessern. Da es hierbei zu aktiven Abbau- und Ausscheidungsprozessen kommt, sind „Erstverschlimmerungen" der Krankheitssymptome zwangsläufig zu erwarten und auch notwendig. Darm, Nieren, Haut, Lunge, und Gehirn können in unterschiedlichster Weise davon betroffen sein, z.B. kann ein Neurodermitiker eine vorübergehende Verschlechterung der Haut erleben, ein Morbus Crohn-Patient (Dünndarmentzündung) oder ein Allergiker einen akuten Schub erleiden.**

Die Heftigkeit und die Dauer der Reaktionen nach AloeVera-Einnahme sind von Fall zu Fall unterschiedlich. Die „Erstverschlimmerung" kann sofort oder zeitlich versetzt eintreten, mit zum Teil sehr heftigen Symptomen wie beispielsweise starken Durchfällen. Dies ist aber durchaus erwünscht, weil der Körper seine Abwehrmechanismen aktiviert.

Auch nach einer längeren Ruhephase können erneut heftige Symptome auftreten. Erst wenn alle krankmachenden Stoffe ausgeschieden sind, kann der Stoffwechsel wieder richtig funktionieren. Bei stark belasteten Menschen kann es erforderlich sein, in der Startphase AloeVera nur Tropfen für Tropfen zu verabreichen und die Menge über Wochen langsam bis zur Normalmenge zu steigern.

Ein sorgsames und nicht zu schnelles Vorgehen ist für den dauerhaften Erfolg besonders wichtig und hilft, unangenehme Reaktionen des Körpers, z.B. Asthma-Anfälle, zu vermeiden.

Auf den Wasserkonsum von 2 bis 3 Litern täglich sei auch hier nochmals ausdrücklich hingewiesen, denn nur mit ausreichender Flüssigkeitszufuhr können die Abfallstoffe optimal ausgeschieden werden.

 Je stärker und länger der Organismus belastet ist, umso niedriger sollte die anfängliche AloeVera-Tagesdosis gewählt werden.

# Zwei Fälle aus der Praxis

Zum Nachweis der Wirksamkeit von Aloe Vera-Gel sollen stellvertretend für viele tausend positiver Erfahrungsberichte zwei Fälle aus der ärztlichen Praxis vorgestellt werden.

## Fall 1

Am 03.01.2003 kam ein 40 Jahre alter Patient zum Routinecheck in die Praxis. Das Ergebnis der Blutuntersuchung war alarmierend. Es wurden stark erhöhte Leber- und Blutfettwerte festgestellt. Besonders dramatisch waren der Nüchtern-Blutzucker- und der Blutzuckerlangzeitwert (HbA1c).

### Patient, 40 Jahre alt, am 03.01.2003

| Laborwerte | Normalwerte | 03.01. | 21.01. | 20.08. | Normalwerte für 20.08.03 |
|---|---|---|---|---|---|
| **Leberwerte** | | | | | |
| Alk. Phosphatase | bis 180 | 233 | 152 | 76 | bis 129 |
| Gamma-GT | bis 28 | 52 | 25 | 29 | bis 66 |
| GOT | bis 18 | 22 | 25 | 21 | bis 38 |
| GPT | bis 24 | 36 | 23 | 26 | bis 41 |
| **Bluttfettwerte** | | | | | |
| Cholesterin | bis 200 | 246 | 192 | 198 | |
| HDL | ab 40 | 31 | 35 | 51 | |
| LDL | bis 135 | 169 | 132 | 133 | |
| Triglyceride | bis 150 | 262 | 121 | 80 | |
| Blutzucker | 60 – 100 | 417 | 101 | 117 | |
| HbA1c | 4,5 – 6,1 | 13,8 | 11,9 | 5,2 | |

Bitte beachten: Normalwerte sind laborabhängig. Im August wurde ein neues Messverfahren eingeführt. Daher die unterschiedlichen Normalwerte.

### Ursache der erhöhten Laborwerte

Durch jahrelange falsche, zu fettreiche Ernährung, stark erhöhten Alkoholkonsum, Rauchen, Übergewicht, Stress und so gut wie keine sportliche Betätigung war ein anderes Bild kaum zu erwarten.

## Ärztliche Behandlung

Dem Patienten wurde die lebensbedrohliche Situation vor Augen gehalten. Daraufhin erfolgten eine intensive Ernährungsberatung, striktes Rauch- und Alkoholverbot, moderate Bewegungstherapie und forcierte Entsäuerung. Medikamentös wurde mit einem Zuckerpräparat behandelt.

Zusätzlich trank der Patient Aloe Vera. Die Menge wurde langsam von 3 x 20 ml auf 3 x 100 ml täglich erhöht. Ein Entschlackungstee und 2-3 Liter Wasser täglich ergänzten die Therapie.

## Ergebnis der Behandlung

Am 21.01.2003, also nach nur 18 Tagen, zeigte sich eine deutliche Verbesserung aller Laborwerte. Der Patient brauchte keine Medikamente mehr, trank anschließend weiter 3 x 30 ml Aloe Vera. Die Laborkontrolle nach 7 Monaten ergab eine weitere Verbesserung der Blutwerte.

# Fall 2

AM 10.06.2003 wurden bei einem 50 Jahre alten Patienten folgende Blutwerte ermittelt: Stark erhöhte Leberwerte, erhöhte Harnsäure (Gichtgefahr) und Blutzuckererhöhung (s. Tabelle Seite 92).

## Ursache

Ursache für die stark erhöhten Leberwerte war eine längere, medikamentöse Behandlung mit Antidepressiva wegen einer starken Depression. Es lag kein Alkoholproblem vor.

## Ärztliche Behandlung

Der Patient war an einer Behandlung mit Aloe Vera stark interessiert. Die tägliche Trinkmenge wurde langsam auf 3 x 100 ml gesteigert, die Medikamente wurden vorläufig beibehalten.

## Patient, 50 Jahre alt, am 10.06.2003

| Leberwerte | 10.06. | 23.07. | Normalwerte |
|---|---|---|---|
| Gamma - GT | 488 | 48 | bis 39 |
| GOT | 61 | 22 | bis 32 |
| GPT | 74 | 29 | bis 31 |
| Harnsäure | 8,9 | 7,5 | bis 7,0 |
| Blutzucker | 144 | 92 | 60 - 100 |

### Ergebnis

Am 23.07.2003 zeigte die Kontrolluntersuchung eine deutliche Verbesserung der Leberwerte, auch die Harnsäure- und Blutzuckerwerte konnten reduziert werden. Danach war es möglich, alle Antidepressiva abzusetzen. Der Patient trank weiterhin 3 x 30 ml Aloe Vera täglich und der depressive Zustand besserte sich zusehends.

### Schlussfolgerung:

Die beiden Fälle aus der ärztlichen Praxis sollen nochmals verdeutlichen, dass auch schwerwiegende Funktionsstörungen des menschlichen Körpers durch die strikte Vermeidung dessen, was ihn krank gemacht hat, und die wohldosierte Einnahme von Aloe Vera-Gel wieder behoben werden können. Hierbei ist allerdings unbedingt ein Arzt oder Heilpraktiker hinzuzuziehen.

Aloe Vera versorgt den Körper mit vielen bioaktiven Nährstoffen.

Aloe Vera verbessert nachhaltig den Stoffwechsel in allen Organen und aktiviert dadurch die Selbstheilungskräfte.

# Sportmedizinische Anwendung und Krankheitsbilder

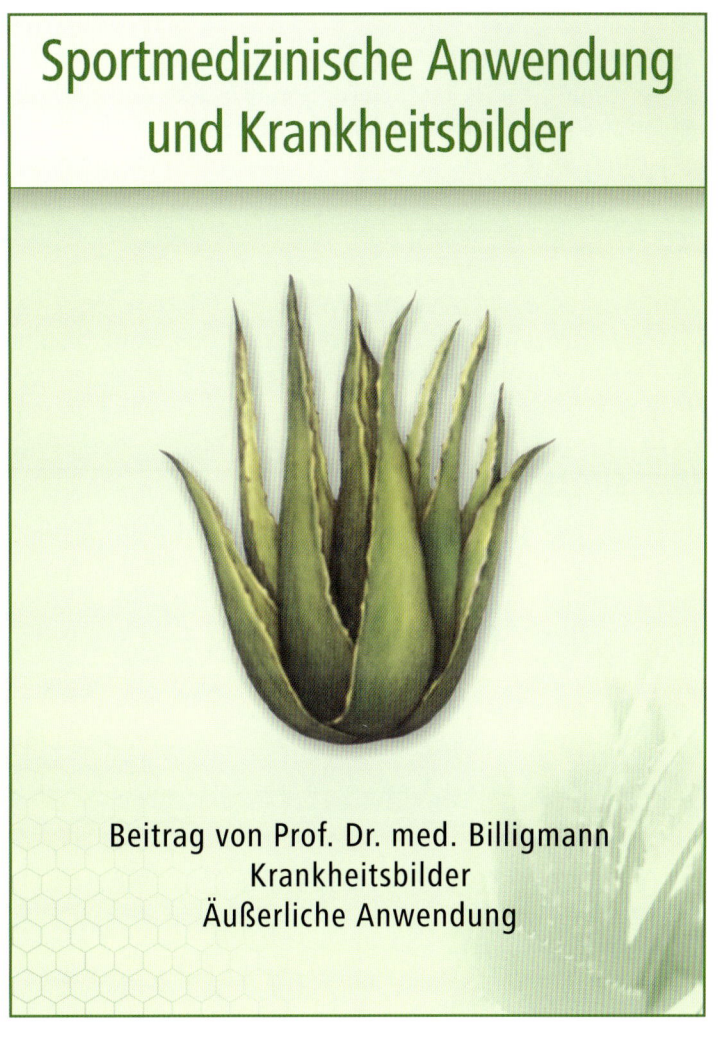

Beitrag von Prof. Dr. med. Billigmann
Krankheitsbilder
Äußerliche Anwendung

# AloeVera mit Zusatzstoffen – Hilfe bei Arthrose

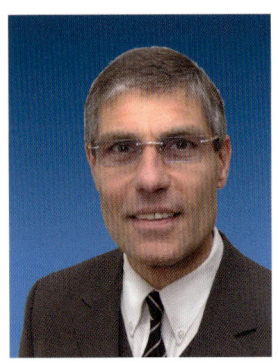

Ein Beitrag von
Prof. Dr. med.
Peter Billigmann

Die Versuchung war einfach zu groß. Als Alexander den Fußball vor Opas Fuß kickte, schoss der ganz impulsiv – wie es nun mal der Männersport von uns verlangt – zurück. Der Schuss war nicht schlecht, doch außer dem typischen Geräusch des ledernen Balles hörten wir auch noch einen Schmerzensschrei. „Au", schrie Opa Werner. Und an die ihn umgebenden grinsenden Gesichter gewandt, hob er warnend den Zeigefinger. „Wartet nur, wenn ihr in mein Alter kommt!"

Recht hat er. Denn Arthrose bekommt (fast) jeder. Er muss nur das 75. Lebensjahr erreichen, dann verzeichnet die Statistik einen Volltreffer: 100 Prozent! Ab dem 50. Lebensjahr steigen die „Chancen" auf Arthrose auf 75 Prozent, etwa die Hälfte entfällt dann auf die Altersgruppe ab 35.

## Was ist Arthrose ?

Unter Arthrose versteht man eine – zunächst nicht entzündliche – fortschreitende Abnutzung des Gelenkknorpels und der angrenzenden Knochenstrukturen. Es können ein oder mehrere Gelenke betroffen sein wie Arme, Beine, Schultern, Hüfte, Füße oder auch die Wirbelsäule. Arthrose zählt mittlerweile zu den Volkskrankheiten, an der in Deutschland etwa 6 bis 8 Millionen Menschen leiden.

## Wie entsteht Arthrose?

Arthrose hat verschiedene Ursachen. Meist ist sie Folge von Verletzungen und dauerhaft starken Belastungen (auch Übergewicht), ebenso können Deformierungen oder X- und O-Beine das Gelenk arthrotisch verändern. Aber auch Infektionen am Gelenk, rheumatische Entzündungen sowie Stoffwechselstörungen und Medikamente (z.B. Kortisonpräparate) können dafür verantwortlich sein.

## Symptome

Arthrose kommt auf leisen Sohlen. Es können Jahrzehnte vergehen, bis aus einem kleinen Gelenkschaden eine symptomatische Arthrose entsteht. Da der Knorpel keine schmerzweiterleitenden Nerven besitzt, bleiben Verletzungen am Knorpel oft lange unbemerkt. So ist es häufig erst Zufallsbefunden beim Röntgen zu verdanken, dass Arthrose überhaupt entdeckt wird, noch bevor der Patient über Beschwerden klagt. Doch die stellen sich früher oder später in den meisten Fällen ein.

## Darauf sollten Sie achten:

Schwellung am Gelenk, möglicherweise mit Erguss, Hitzegefühl an der betroffenen Stelle, nachhaltiges Knacken im Gelenk, häufiger werdende Schmerzen bei gewohnten Bewegungsabläufen im Alltag und beim Sport, Angewöhnen einer Schonhaltung. Ebenso können Wetterfühligkeit und Kälteempfindlichkeit Hinweise auf arthrotische Veränderungen sein.

Der typische Verlauf einer Arthrose: erst Anlaufschmerz, dann Schmerzen bei Belastung, später sogar Schmerzen im Ruhezustand.

## Ein Blick ins Gelenk

Gelenke bestehen in der Regel aus zwei beweglich miteinander verbundenen Knochen, die an ihrer Kontaktfläche mit einem milchig-glänzenden (hyalinen) Gelenkknorpel überzogen sind. Verbunden wird das Gelenk mit Kapseln und Bändern sowie Muskeln. Das Kniegelenk wird zusätzlich durch Gelenkscheiben (Menisken) und Kreuzbänder stabilisiert.

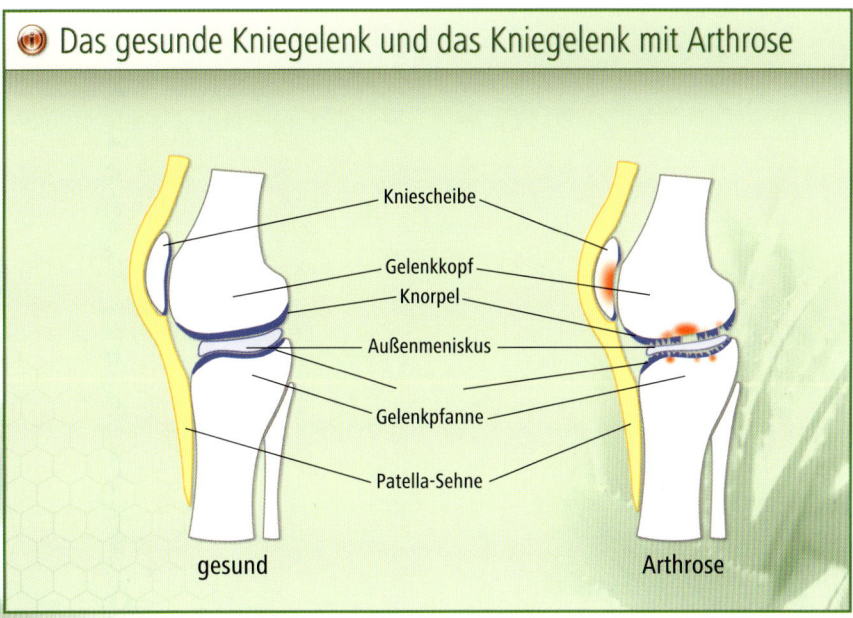

Das gesunde Kniegelenk und das Kniegelenk mit Arthrose

Kniescheibe
Gelenkkopf
Knorpel
Außenmeniskus
Gelenkpfanne
Patella-Sehne

gesund          Arthrose

Im Gelenkinneren sitzt die Gelenkhöhle, die mit Schleimhaut ausgekleidet ist. Man nennt sie „Synovialis". Ihre Aufgabe ist es, die Nährstoffe für den Knorpel zu filtrieren und die elastische Gelenkflüssigkeit zu produzieren. Der Knorpel federt Belastungen ab und sorgt dafür, dass die Knorpelflächen reibungsfrei aufeinander gleiten.

Die Gelenkschmiere (Synovia) ist wichtig für die Ernährung der Knorpelzellen. Voraussetzung: regelmäßige Bewegung. Der Knorpel arbeitet dabei als Stoßdämpfer: Bei Belastung wird das Gewebewasser aus dem Knorpel in die Gelenkhöhle hinausgepresst, bei Entlastung fließt es wieder zurück. Auf diese Weise werden Nährstoffe in den Knorpel geschwemmt, der ja nicht mit Blut versorgt wird.

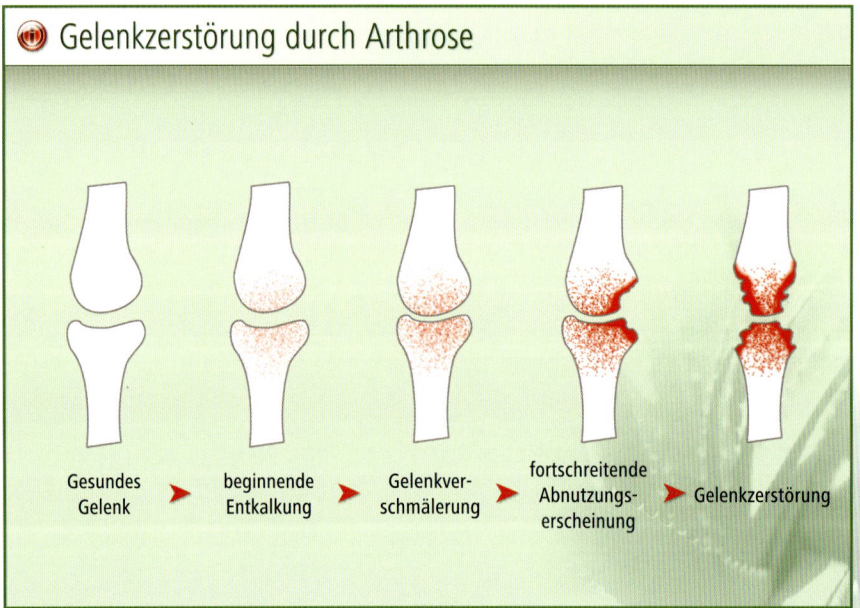

### Gelenkzerstörung durch Arthrose

Gesundes Gelenk ➤ beginnende Entkalkung ➤ Gelenkverschmälerung ➤ fortschreitende Abnutzungserscheinung ➤ Gelenkzerstörung

Seine Elastizität verdankt er einer speziellen (Kollagen-)Struktur aus Eiweiß ( = Kollagenfibrillen), Proteoglykanen (wasserbindende Moleküle, eine Verbindung aus Eiweißen und Zucker) und Wasser. Die Kollagenfibrillen sind verantwortlich für die strukturelle Architektur und die biomechanische Elastizität des Knorpels, die Proteoglykane sind wegen ihrer hohen Wasserbindungsfähigkeit für die Steuerung der Wasseraufnahme und -abgabe zuständig.

Die maßgebliche Substanz, die darüber entscheidet, wie viele wasserbindende Moleküle der Knorpel speichert, ist das D-Glucosamin-Sulfat. Je höher sein Gehalt, desto größer ist die Anzahl der Proteoglykane.

Unterstützt wird das Glucosamin dabei von Chondroitin-Sulfat, das aufgrund seiner speziellen langkettigen Struktur wie ein Flüssigkeitsmagnet wirkt und Wasser in die Proteoglykane zieht.

## Wie kann man sich vor Arthrose schützen? Was kann man tun, wenn's einen erwischt hat?

Auf beide Fragen gibt es eine Rundum-Antwort: Sport, weil

1. die Gelenkdurchblutung gefördert und dadurch die Ernährung des Knorpels sichergestellt wird
2. die gelenkumgebende Muskulatur gekräftigt und dadurch die Belastung des Knorpels verringert wird
3. das möglicherweise bereits instabile Gelenk einen zusätzlichen Schutz durch trainierte Sehnen und Bänder erhält

Für den Schutz des Gelenks ist eine kräftige, trainierte Muskulatur wichtig. Nur so können starke Belastungen, wie sie z. B. beim Sport auftreten, abgefangen werden. Sport (dosierte Belastung durch möglichst rhythmische Bewegungen) ist aber gerade auch dann wichtig, wenn die Zerstörung des Knorpels bereits eingesetzt hat. So lassen sich Fehlstellungen und Versteifungen von Gelenken hinauszögern und vielleicht vermeiden.

Da der Knorpel weder mit Nerven noch mit Blutgefäßen versorgt ist, muss er trainiert werden (siehe oben). Welche Sportart am besten geeignet ist, sollte der betreuende Arzt entscheiden, da die individuelle Situation des Patienten mit berücksichtigt werden sollte. Auf keinen Fall darf bei einer Arthrose im akuten Reizzustand das Gelenk zusätzlich durch Sport belastet werden.

Darüber hinaus ist es wichtig, Übergewicht zu vermeiden bzw. abzubauen, sich ausgewogen zu ernähren und gegebenenfalls Knorpelschutzpräparate vorbeugend einzunehmen, so wie es bereits viele Leistungssportler praktizieren.

## Therapeutische Möglichkeiten bei bestehender Arthrose

Hat die Zerstörung des Knorpels erst einmal begonnen, stehen zahlreiche Möglichkeiten zur therapeutischen Behandlung zur Verfügung:

- Analgetika und Antiphlogistika
- Niedrig dosierte NSAR (nichtsteroidale Antirheumatika)
- Lokaltherapeutika mit oder ohne Kortikosteroide als Injektion
- Physikalische Maßnahmen wie Wärme-, Kälteanwendung, feuchte Umschläge, Ultraschall, Massagen, Elektrotherapie, Ruhigstellung bzw. dosierte Bewegung bis zur Schmerzgrenze, Unterwassertherapie
- Magnetfeldtherapie
- Knorpelschutzstoffe wie D-Glucosamin-Sulfat- und Chondroitin-Sulfat, Hyaluronsäure, S-Adenosylmethionin, Vitamin C und E
- Komplexhomöopathika
- Orthokin-Therapie
- Operative Maßnahmen wie Umstellungsosteotomie, Knorpeltransplantation, Lavage und Gelenkersatz

Medikamente wie NSAR oder Kortikosteroide haben oft unerwünschte Nebenwirkungen. Um diese zu vermeiden bzw. zu minimieren, setzt man heute therapiebegleitend gerne Medikamente oder Medizinprodukte (z. B. D-Glucosamin-Sulfat und Hyaluronsäure) ein, die die Funktion des Gelenkknorpels unterstützen. Neue Therapieansätze bietet auch die Kombination mit weiteren so genannten Knorpelschutzstoffen, die natürliche Bestandteile des Gelenkknorpels enthalten und wesentlich besser verträglich sind als NSAR, Analgetika und Antiphlogistika (wie z. B. Chondroitin-Sulfat, MSM, Vitamin E).

# Neue Therapieansätze

## D-Glucosamin-Sulfat

Studien belegen, dass D-Glucosamin-Sulfat den NSAR ebenbürtig und durch die länger anhaltende Wirksamkeit sogar überlegen ist. Es gibt auch Hinweise, dass D-Glucosamin-Sulfat den Knorpel-Abbau verzögert und entzündungshemmende Wirkung besitzt (bisher nur in Tierversuchen). D-Glucosamin-Sulfat wird eingesetzt zur Stimulierung des Knorpel- und Knochenstoffwechsels und bei entzündlichen Gelenkerkrankungen (Arthritis). In Kombination mit Chondroitin-Sulfat wurde über akute entzündungshemmende Effekte berichtet.

Das körpereigene D-Glucosamin-Sulfat ist Bestandteil des Knorpelgewebes und stimuliert die Ausbildung von Proteoglykanen. Dadurch fördert es die Neubildung von Knochen- und Knorpelgewebe. Vermutlich aktiviert es auch die Chondrozyten und stimuliert die Neubildung von hyalinem Gewebe.

**D-Glucosamin-Sulfat ist Bestandteil von Knorpeln und Sehnen verschiedener Tiere, nennenswert kommt es in einigen Meeresfrüchten vor wie Muscheln, Shrimps, Hummern und Krabben und in AloeVera.**

## Chondroitin-Sulfat

Hier bieten sich Therapieansätze an, durch die orale Zufuhr von Chondroitin und Antioxidantien die Regenerationszeit zu verkürzen. Schmerzlindernde und entzündungshemmende Wirkungen konnten für Chondroitin-Sulfat belegt werden, die aber nicht über die klassischen Wirkungsmechanismen der Analgetika und Antiphlogistika erklärbar sind. Ob Chondroitin den Knorpelabbau verzögert, wird noch erforscht. Es soll jedoch anregende Wirkung auf die Knorpelneubildung haben.

Das körpereigene Chondroitin fördert die Bildung der organischen Knorpelmatrix, aktiviert zugleich die Knorpelneubildung und verbessert damit letztendlich die Bindung von Flüssigkeit im Knorpel, was die mechanische Belastbarkeit von Knochen und Knorpeln erhöht.

Man geht davon aus, dass Chondroitin-Sulfat für die Elastizität und mechanische Belastbarkeit von Knorpeln und Knochen verantwortlich ist. Bei Übersäuerung des Bindegewebes sowie bei entzündlichen Vorgängen in den Gelenken wird die Synthese von Chondroitin vermindert. Die Folge: Der Knorpel verliert seine Elastizität und verknöchert, zudem werden durch die entzündlichen Vorgänge in den Gelenken die körpereigenen Antioxidantien-Bestände aufgezehrt. Chondroitin-Sulfat kommt in Knochen und Knorpelgewebe, aber auch in Zähnen, Blutgefäßen und in der Hornhaut des Auges vor.

## Vitamin E – Der Radikalenfänger

Vitamin E zählt neben Vitamin C zu den wichtigen Antioxidantien, die – in Zellmembranen eingebaut – als Radikalenfänger fungieren. Freie Radikale werden in einer Zeit mit steigender Umweltbelastung wie Luftschadstoffen, Schwermetallen, Pestiziden und Ozon verstärkt gebildet bzw. freigesetzt.

Diese aggressiven kleinen Teilchen greifen die Körperzellen an und schädigen sie. Eine Reihe von Zivilisationserkrankungen wie Arteriosklerose, Rheuma, aktivierte Arthrose und chronische Polyarthritis können durch Freie Radikale verursacht werden.

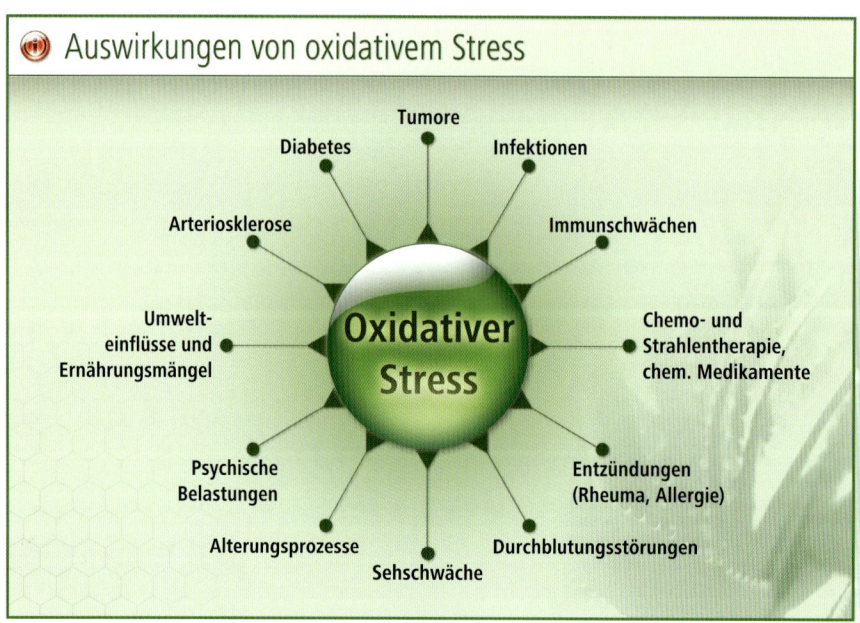

Auswirkungen von oxidativem Stress

Bei aktivierter Arthrose und anderen degenerativen Erkrankungen konnten durch Vitamin E-Gaben teilweise günstige Erfolge erzielt werden. Ob diese Erkrankungen Folge eines Vitamin E-Mangels sind oder ob Vitamin E in hohen Dosierungen in diesen Fällen therapeutische Wirksamkeit aufweist, ist heute noch nicht abgeklärt. Auf jeden Fall wird Vitamin E mit all jenen Erkrankungen in Zusammenhang gebracht, die durch oxidativen Stress hervorgerufen werden.

**Vorkommen: fast ausschließlich in pflanzlichen Lebensmitteln. Einen hohen Vitamin E-Gehalt weisen Weizenkeim-, Sonnenblumen-, Distel-, Raps- und Erdnussöl sowie Nüsse (Pistazien, Walnüsse und Erdnüsse) auf. Auch in Aloe Vera ist Vitamin E enthalten.**

## Methylsulfonylmethan (MSM)

Im Zusammenhang mit knorpelschützender Therapie muss die Substanz MSM, Methylsulfonylmethan, angesprochen werden, die einigen Produkten zugesetzt ist. MSM ist ein Schwefel-Lieferant und als normales Oxidationsprodukt von Dimethylsulfoxid (DMSO) Bestandteil eines globalen Schwefel-Zyklus. Benötigt wird es zur Erzeugung von Proteinen, die in Haaren, Muskeln und der Haut vorkommen. Maßgeblich findet sich Schwefel in Knochen, Zähnen und im Kollagen.

**Man vermutet, dass eine dauerhaft eiweißarme Ernährung zur Verarmung an Schwefel führen könnte. Durch Zugabe von MSM wird der Sulfat-Spiegel erhöht, die Synthese einiger am Knorpelaufbau beteiligten Aminosäuren (z.B. Methionin) begünstigt.**

Schwefel-Quellen sind bestimmte Aminosäuren, die in proteinreichen Nahrungsmitteln gefunden werden, z. B. Fisch, Fleisch, Geflügel, Eiern und Bohnen. Besondere Schwefel-Verbindungen gibt es in Zwiebeln, im Knoblauch, im Lauch und im Spargel.

 D-Glucosamin, Chondroitin-Sulfat und Methylsulfonylmethan (MSN) können in Verbindung mit Aloe Vera-Gel helfen, Knorpel- und Gelenkerkrankungen zu stoppen und Besserung herbeizuführen.

# AloeVera – Hilfe bei Krankheiten

## Gehirn

### Morbus Alzheimer (MA)

Alzheimer beginnt meistens ab dem sechzigsten Lebensjahr und ist gekennzeichnet durch eine fortschreitende Degeneration der Gehirnzellen mit der Folge einer Demenz. Der Einsatz von Aloe Vera-Gel (3 x 30-3 x 70 ml täglich je nach Bedarf und Schwere der Erkrankung) kann die Restfunktion der Gehirnzellen unterstützen und stabilisieren, da mit der Zufuhr von Vitamin E sowie den Gehirnstoffwechsel-aktivierenden Aminosäuren Tryptophan, Phenylalanin, Isoleucin, Threonin und Histidin eine verbesserte Versorgung der Gehirnzellen mit Nährstoffen erreicht wird.

### Morbus Parkinson (MP)

Morbus Parkinson ist ebenfalls eine Gehirnerkrankung im fortgeschrittenen Alter, die bei Männern häufiger vorkommt als bei Frauen. Ausgelöst wird sie durch den Untergang bestimmter Gehirnzellen, worauf die typischen Symptome wie Zittern, Steifigkeit (Rigor) und Bewegungsverlangsamung folgen. Auch hier lässt sich mit Aloe Vera-Gel die Stoffwechselfunktion der Gehirnzellen verbessern (mit ähnlichen Mengen Aloe Vera-Gel wie zuvor beschrieben).

### Multiple Sklerose (MS)

MS ist eine fortschreitende Erkrankung des Zentralnervensystems mit Zerstörung der Nervenscheiden (sog. Myelinscheiden) des Zentralnervensystems. Frauen leiden häufiger an dieser Krankheit, die oft in Schüben mit z.T. langen Besserungsphasen verläuft. Auch hier kann der Einsatz von Aloe Vera-Gel (3 x 30-3 x 70 ml täglich je nach Bedarf und Schwere der Erkrankung) hilfreich sein, um den verbleibenden Gehirnstoffwechsel zu verbessern.

Bei allen drei Krankheitsbildern empfehlen Orthomolekularmediziner, Omega3-Fettsäuren als Nahrungsergänzung in Form von Lachsöl oder Fischölkapseln mit einer Gesamtmenge von 1-2 g täglich einzunehmen.

Es sei hier ausdrücklich darauf hingewiesen, dass eine Heilung der Krankheiten bis heute nicht möglich ist. In vielen Fällen wurde jedoch eine Verbesserung der Lebensqualität erreicht.

# Herz

**Der Herzinfarkt wird durch eine plötzliche Durchblutungsstörung im Herzmuskel ausgelöst. Risikofaktoren wie Rauchen, ungesunde Ernährung, Übergewicht, Bluthochdruck und Diabetes mellitus begünstigen die Entstehung dieser Erkrankung. Folglich sollten nach einem Herzinfarkt die Ursachen vermieden und das Herz mit Aloe Vera-Gel (3 x 30 ml bis 3 x 50 ml) unterstützt werden. Hierbei sind vor allem die Vitamine C und E und die Mineralstoffe Magnesium, Calcium und Kalium sowie die Aminosäuren Leucin, Isoleucin, Histidin und Threonin von Bedeutung.**

## Herzschwäche (Herzinsuffienz)

Die Ursachen für eine Herzschwäche können sein:

• Bluthochdruck
• Anämie
• Schilddrüsenüberfunktion
• Herzklappenfehler
• Herzmuskelentzündung
• Viruserkrankungen

Mit Aloe Vera-Gel lässt sich die Herztätigkeit durch die Vitamine $B_1$, $B_2$, $B_3$, $B_6$, $B_{12}$, C, E, Folsäure und Betacarotin sowie die Mineralien Magnesium, Calcium, Natrium und Kalium, die Spurenelemente Eisen, Kupfer und Mangan sowie die Aminosäuren Arginin, Methionin und Lysin verbessern.

Unser wichtigster Muskel, das Herz:

• ist faustgroß
• ca. 300 g schwer
• pumpt täglich 11.000 Liter Blut durch über 150.000 Kilometer lange Gefäße.
• schlägt in 80 Jahren ca. 3 Milliarden Mal – ohne Pause.

Was für ein Motor!

# Leber

## Fettleber - Leberzirrhose - Virushepatitis

Eine häufige Erkrankung ab dem vierzigsten Lebensjahr ist die Fettleber, das heißt, es wird zuviel tierisches Fett über die Nahrung aufgenommen, das dann in der Grundsubstanz der Leber deponiert wird. Dies hat zur Folge, dass sowohl die Aufbau- als auch die Entgiftungsfunktion der Leber darunter leiden, auch wenn die Leberwerte nicht erhöht sind.

Ziel muss es also sein, die Stoffwechselleistung in diesem wichtigen Organ wieder anzukurbeln. Auch hier kann Aloe Vera-Gel ausgezeichnete Hilfe leisten. Die Antioxidantien (Vitamin ACE, Zink), alle Aminosäuren und Enzyme leisten wertvolle Arbeit bei der Entgiftung und Entschlackung. Gerade die Leber ist ein sehr regenerationsfähiges Organ und verdient unser besonderes Augenmerk. Die Aloe Vera-Trinkmenge (3 x 30 bis 3 x 100 ml täglich je nach Bedarf und Situation) kann hier genau wie bei den Erkrankungen Leberzirrhose und Virushepatitis unterstützend eingenommen werden.

# Magen

## Sodbrennen

Durch zuviel Magensäure kann es zur so genannten „Refluxösophagitis" kommen. Dabei tritt Magensäure in die Speiseröhre und kann dort Verätzungen auslösen, die sich bis zum Krebsgeschehen entwickeln können.

## Magenschleimhautentzündung (Gastritits)

Diese Erkrankung wird hauptsächlich durch eine falsche Ernährung z.B. durch zuviel Kaffee und Süßigkeiten, gepaart mit negativem Stress ausgelöst. Eine Tagesmenge Aloe Vera-Gel von 3 x 30 bis 3 x 50 ml neutralisiert die überschüssige Säure mit Hilfe der Mineralien Magnesium, Calcium, Natrium und Kalium. Die Aminosäuren Phenylalanin und Tryptophan wirken entspannend und gegen Stress. Selbstverständlich soll das, was den Körper in die Übersäuerung treibt, gemieden werden.

# Darm

## Morbus Crohn

Es handelt sich hierbei um eine Erkrankung des letzten Abschnitts des Dünndarms. Krampfartige Bauchschmerzen, Durchfall, Anämie durch Blutungen und Appetitlosigkeit kennzeichnen dieses Krankheitsbild. Die langwierige und schwierig zu behandelnde Erkrankung bedarf einer sehr sorgfältigen Vorgehensweise. Eine positive Beeinflussung ist durch Entsäuerung, Entschlackung und Entgiftung möglich. Die Vitamine $B_1$, $B_6$, $B_{12}$, Folsäure, Vitamin C und E, Aminosäuren, Enzyme, Mineralstoffe, sekundäre Pflanzenstoffe, Acemannan und vor allem Ballaststoffe, wie sie im Aloe Vera-Gel alle vorhanden sind, regenerieren die Darmschleimhaut.

Die tägliche Trinkmenge sollte dabei sehr langsam über Wochen kontinuierlich gesteigert werden. Je nach Reaktion des Körpers kann man mit 5 ml täglich beginnen, bis die Tagesmenge von 3 x 30 ml bis 3 x 50 ml toleriert wird. Die bekannten Schübe können immer wieder auftreten, was eine Verringerung der Tagesmenge zur Folge haben muss. Bei dieser Erkrankung ist eine sehr individuelle Trinkmenge ganz entscheidend für die Besserung der Beschwerden, denn nicht jeder Morbus Crohn-Patient reagiert gleich. Auch hier ist oft weniger mehr. In jedem Fall ist sehr viel Geduld erforderlich. Eine Ernährungsumstellung (Süßigkeiten meiden), weniger Stress und viel Wasser (2-3 Liter täglich) sind wichtige Begleitmaßnahmen.

## Colitis ulcerosa

Diese Erkrankung betrifft den Dick- und Mastdarm und führt dort zu Entzündungen und Geschwürbildungen der Schleimhäute. Es besteht außerdem ein erhöhtes Darmkrebsrisiko. Eine Verbesserung der Beschwerden ist bei Beachtung der gleichen Vorgehensweise wie bei Morbus Crohn möglich. Als Erfolg ist dabei schon zu werten, wenn bei beiden Erkrankungen die Medikamente reduziert werden können.

Es sei hierbei nochmals betont, dass Darmerkrankungen sehr vorsichtig behandelt werden müssen, um Verschlimmerungen zu vermeiden. Die Bedeutung eines gesunden Darms für unsere Gesundheit dürfte inzwischen hinreichend bekannt sein.

# Lunge

**Die Lunge ist maßgeblich am Gasaustausch des Körpers beteiligt. Über die Lunge nehmen wir den Sauerstoff auf, der durch die Arterien in die Zellen transportiert wird. Über die Venen wird im Gegenzug das Kohlendioxid als Stoffwechsel-Endprodukt zur Lunge transportiert und dort ausgeatmet. Erkrankungen der Lunge führen zwangsläufig zu einer schlechten Versorgung der Körperzellen.**

## Asthma

Beim Asthma bronchiale kommt es zu einer Verengung der Bronchien, was Kurzatmigkeit, Keuchen und Husten zur Folge haben kann. Asthma kann in jedem Lebensalter auftreten und hat in den letzten Jahren dramatisch zugenommen. Vielfach sind hierfür Allergien und Stressfaktoren verantwortlich.

Die Vitamine C und E, das Spurenelement Zink, die Aminosäuren Cystin, Methionin, Valin und Lysin sowie Acemannan wirken sich positiv auf dieses Krankheitsbild aus. Bei der Aloe Vera-Einnahme ist es auch hier sehr wichtig, mit einer geringen Tagesmenge von 1 x 5 ml oder weniger zu beginnen, damit die Entsäuerungs-, Entschlackungs- und Entgiftungsreaktionen nicht zu heftig ausfallen.

Eine zu hohe Anfangsmenge Aloe Vera-Gel kann einen Asthmaanfall auslösen. Unterstützend kann hier mit Lotionen zum Inhalieren und Einreiben gearbeitet werden. Eine hohe Trinkmenge und Bewegung an der frischen Luft sind ebenfalls wichtig. Auch sollten auslösende und verschlimmernde Faktoren (z.B. Rauchen) selbstverständlich ausgeschaltet werden.

# Haut

**Die Haut ist unsere dritte Niere, über die der Körper versucht, Ausscheidungsstoffe loszuwerden. Sie wird auch gerne als Spiegelbild des Darms bezeichnet. Das erklärt die Tatsache, dass viele Hauterkrankungen ihre Ursache im Darm haben. Daher wird in der naturheilkundlichen Behandlung großes Augenmerk auf die Sanierung des Darms gelegt, da bei Übersäuerung z.B. eine vermehrte Pilzbesiedlung des Darms möglich ist, was wiederum zu Hautkrankheiten führen kann (z.B. Neurodermitis, Akne, Psoriasis).**

## Neurodermitis

Neurodermitis ist eine häufige, meist bei Kindern und Jugendlichen auftretende, stark juckende Hautkrankheit. Die äußerliche Anwendung mit Aloe Vera-Sprays, Aloe Vera-Konzentraten mit Propolis ist nur dann erfolgversprechend, wenn gleichzeitig eine Darmsanierung erfolgt. Die Tagestrinkmenge richtet sich dabei ganz nach der Aloe Vera-Verträglichkeit des Einzelnen. Es gibt Fälle, die mit 5 ml täglich beginnen müssen, um die Erstverschlimmerung erträglich zu gestalten. Bei anderen bessert sich die Hauterkrankung beim Einsatz von 3 x 30 ml ohne Probleme. Auch hier gilt, auslösende Faktoren wie z.B. Süßigkeiten, süße Getränke wie Limonade aber auch negativen Stress möglichst zu meiden. Nur wenn der Darm wieder gesund ist, bessert sich die Neurodermitis auf Dauer. Die Inhaltsstoffe des Aloe Vera-Gels, besonders die Aminosäuren, sekundäre Pflanzenstoffe, einfach und mehrfach ungesättigte Fettsäuren und Ballaststoffe sind hierfür sehr wichtig.

## Schuppenflechte

Die Schuppenflechte (Psoriasis), durch verdickte, rötliche Hautbezirke gekennzeichnet, erscheint im Alter von 10 bis 30 Jahren und befällt Männer wie Frauen gleichermaßen. Die genaue Ursache ist unbekannt, eine Behandlung oft nur mit Kortisonsalbe möglich. Auch hier sollte außer der äußerlichen Behandlung mit Aloe Vera-Sprays und Aloe Vera-Cremes mit Propolis unbedingt auch die innerliche Anwendung erfolgen. Hilfreich sind hierbei die Vitamine ACE, die B-Vitamine, Zink, die Aminosäuren Methion, Valin, Lysin und Histidin und die Salicylsäure. Es empfiehlt sich eine Trinkmenge, langsam aufgebaut, von 3 x 50 bis 3 x 70 ml je nach Reaktionslage und eventuellen Begleiterkrankungen.

### Akne, Furunkel, Abszesse, Ekzeme

Sie alle sind Zeichen eines gestörten Stoffwechsels im Bereich der Haut und der Abwehrlage des Körpers. Äußerlich sollten hier Aloe Vera-Sprays und Propolis zur Anwendung kommen. Aloe Vera-Trinkgels fördern die Abheilung durch die Vitamine C und E, Zink, die Aminosäuren Methionin, Valin, Lysin, Histidin und Threonin sowie die sekundären Pflanzenstoffe und Ballaststoffe. Die Tagesmenge kann hierbei zwischen 3 x 30 ml und 3 x 70 ml liegen. Süßigkeiten, tierische Fette und Alkohol sollten vermieden werden. Die Benutzung der Sonnenbank kann zwei- bis dreimal im Monat bei mittlerer Stärke (je nach Hauttyp) helfen, die Haut schneller gesunden zu lassen. Auch Q10-haltige Hautcremes sind vorteilhaft.

## Hals-, Nasen-, Ohrenbereich

Wiederholte Infekte im HNO-Bereich wie z.B. Sinusitis (Kiefer- und Stirnhöhlenentzündungen) und immer mehr zunehmende Pollenallergien können mit Aloe Vera sowohl äußerlich als auch innerlich gebessert werden.

Zur äußerlichen Anwendung kommen dabei Aloe Vera-Sprays, wobei alle so genannten „5 Löcher" (Nase, Mund, Ohren) versorgt werden müssen, um das gesamte HNO-System zu verbessern. (Das Spray sollte nicht direkt in die Augen gesprüht werden, sondern nur auf die Augenlider.) Gurgeln hilft gegen Mundbeschwerden. Die Flüssigkeit bitte danach ausspucken. Entzündungen des äußeren Gehörgangs bessern sich teilweise sehr schnell nach dem Einsprayen. Auch die Trigeminusneuralgie, eine Entzündung des Gesichtsnervs im Bereich der Schläfen, bessert sich prompt nach dem Einreiben mit Aloe Vera-Spray und -Lotion.

Die innerliche Anwendung sollte mit 3 x 30 ml bis 3 x 50 ml Aloe Vera-Gel erfolgen. Damit wird das Immunsystem gestärkt, der HNO-Bereich besser durchblutet und Bakterien und Viren bekämpft. Auch Inhalationen mit Aloe Vera-Lotion sind sehr wirkungsvoll. Bei Kindern, die zu vermehrten Infekten neigen, ist es für den HNO- und Bronchialbereich hilfreich, einen Topf mit heißem Wasser und Aloe Vera-Lotion außer Reichweite im Kinderzimmer aufzustellen, damit die entweichenden Dämpfe nachts ihre Wirkung entfalten können. Diese Maßnahmen sollten besonders in der nasskalten Jahreszeit regelmäßig angewendet werden, um Infekten vorzubeugen.

# Durchblutungsstörungen

Der ungehinderte Transport der Nährstoffe bis hin zu den kleinsten Blutgefäßen, den Kapillaren, ist Grundvoraussetzung für die Versorgung der 70 Billionen Körperzellen. Falsche Ernährung (zu viele tierische Fettsäuren), mangelnde Bewegung und Genussmittel (Tabak, Kaffee und Alkohol) führen mit der Zeit zu Gefäßveränderungen im Sinne von Durchblutungsstörungen. Die für den Menschen am gefährlichsten ist dabei die Verkalkung der Gefäße (Arteriosklerose). Sie kann zur Thrombose führen, diese wiederum zur Embolie mit den oft tödlichen Folgen der Lungenembolie, zu Herzinfarkt und Schlaganfall. 70 Prozent der Todesfälle haben hier ihre Ursache, daher ist ein intaktes Blutgefäßsystem oberstes Gebot für einen gesunden Körper.

## Wie lässt sich dies mit Aloe Vera-Trinkgel beeinflussen?

Aloe Vera enthält den „Blutverdünner" Salicylsäure, der eine bessere Durchblutung der Gefäße ermöglicht, aber ohne die vom Aspirin (Acetylsalicylsäure) bekannten Nebenwirkungen. Die einfach und mehrfach ungesättigten pflanzlichen Fettsäuren verbessern den Fettstoffwechsel, Vitamin C und E und die Mineralien entsäuern, die Aminosäuren Methionin, Isoleucin, Lysin und Histidin verbessern die Blutqualität, die sekundären Pflanzenstoffe und Ballaststoffe wirken gegen Freie Radikale, die zu Fettablagerungen führen. Mit einer Tagesmenge von 3 x 50 ml lassen sich im Vorfeld viele Durchblutungsstörungen reduzieren und auch nach einem Herzinfarkt oder Schlaganfall die Gefahr eines zweiten Ereignisses minimieren. Auch hier gilt, das zu meiden, was zu den gesundheitlichen Katastrophen geführt hat.

Einen sehr guten Effekt auf die Gefäße und den Fettstoffwechsel hat gutes Olivenöl als einfach ungesättigte Fettsäure und die Omega3 mehrfach ungesättigte Fettsäure. Hier lassen sich mit relativ einfachen Maßnahmen schwerwiegende Folgen vermeiden.

## Bluthochdruck

Auch der Bluthochdruck ist, wie so viele andere Krankheiten, eine Zivilisationskrankheit, die in vielen Fällen durch falsche Ernährung und Bewegungsmangel entsteht. Hauptgrund ist jedoch hier die Übersäuerung. Sie führt zur Verengung der Kapillargefäße und zum Anstieg des Blutdrucks. Da Aloe Vera als basisches Pflanzenmittel die Übersäuerung zurückführen kann, zeigen sich bei einer Trinkmenge von 3 x 30 ml bis 3 x 50 ml beachtliche Verbesserungen der Blutdruckwerte. Ein kurzfristiger Blutdruckanstieg wird bisweilen auch registriert, was sicherlich mit der Entsäuerungsreaktion zu tun hat. Der Effekt hält jedoch nur ein paar Tage an. Wichtig ist auch hier, das zu meiden, was zur Übersäuerung geführt hat und jeden Tag mindestens 2-3 Liter Wasser zu trinken. Moderate sportliche Betätigung ist ebenfalls anzuraten, vorzugsweise im so genannten Fettverbrennungsbereich mit niedrigem Puls.

## Allergien

Je stärker der menschliche Körper mit Allergien behaftet ist, desto vorsichtiger und langsamer sollte die Behandlung eingeleitet werden, z.B. zu Beginn mit 1 x täglich 5 ml (oder weniger) eine Woche lang, danach, je nach Reaktionslage, Woche für Woche um 5 ml steigern bis nach 3 Wochen eine Tagesdosis von 3 x 5 ml erreicht ist. Es kann durchaus sein, dass bis zum Erreichen der Tagesdosis von 3 x 30 ml oder 3 x 40 ml 4-6 Monate vergehen können. Hier ist von Seiten des Erkrankten Disziplin, d.h. regelmäßige Einnahme und Geduld in hohem Maße erforderlich.

**Hinweis**
**Medikamente sollten unbedingt so lange weiter eingenommen werden, bis sich nach einer mehrwöchigen, regelmäßigen Einnahme die Krankheitssymptome und Befunde gebessert haben und in Absprache mit dem behandelnden Arzt eine Verringerung oder ein Absetzen der Präparate möglich erscheint.**

 Allergische Reaktionen haben oft ihre Ursache in einer entsprechend belasteten Grundsubstanz. Daher können mit Hilfe der „4 E" diese Krankheitsbilder, z.B. Heuschnupfen oder Asthma, Lebensmittel- und Medikamentenunverträglichkeiten, oft positiv beeinflusst werden.

# Diabetes

**Beide Typen zeigen zum Teil eine erhebliche Verbesserung der diabetologischen Stoffwechsellage nach relativ kurzer Einnahme von Aloe Vera-Gel und eine positive Änderung des Blutzuckerspiegels, auch des Langzeitwertes (HbA1c).**

## Der Typ I

leidet oft unter erheblichen Blutzuckerschwankungen. Erhöhter Blutzucker (BZ) wechselt sehr rasch mit einem erniedrigten BZ oder sogar Unterzuckerung. Beide Zustände sind ein erhebliches gesundheitliches Problem. Mit der Einnahme des Gels ist eine Vermeidung der Über- oder Unterzuckerung möglich, womit langfristig Spätschäden an den Augen, an Herz, Nieren und den Gefäßen (Diabetikerbeine) reduziert werden können und so eine verbesserte Lebensqualität im Alter erreicht werden kann.

## Der Typ II

Diabetes ist eine typische Stoffwechselkrankheit, entstanden durch jahrelange falsche Ernährung, Bewegungsmangel und Medikamenteneinnahme. Aloe Vera-Gel verbessert den Transport des Zuckers durch die Grundsubstanz in die Gehirnzellen, denn nur mit Zucker ist unser Gehirn funktionsfähig. Werden die Gehirnzellen nicht ausreichend mit Zucker versorgt – dies setzt eine intakte Insulinfunktion voraus –, kommt es zu den bekannten Problemen wie Konzentrations- und Gedächtnisstörungen bis hin zu lebensbedrohlichen Komazuständen. Mit einer ausschließlich an den täglich ermittelten Blutzuckerwerten orientierten, sehr individuellen Tagesdosis lässt sich die diabetologische Stoffwechsellage teilweise sehr deutlich verbessern.

Eine optimale ärztliche Betreuung der Diabetiker sollte vorausgesetzt sein. Gerade der Diabetiker kann von einer gezielten, kontrollierten Aloe Vera-Behandlung in vielfältiger Weise profitieren. Tagesmengen von 3 x 10 bis 3 x 70 ml sind hierbei je nach Blutzuckerwerten möglich. Auf eine bisweilen sehr schnelle Verbesserung der Blutzuckerwerte (2-3 Tage) sei hierbei ausdrücklich hingewiesen und damit ist zu Beginn eine sehr enge ärztliche Kontrolle unbedingt erforderlich. Es ist noch zu bemerken, dass 100 ml Aloe Vera-Gel 0,7 BE (Broteinheiten) entsprechen, die für die Berechnung des täglichen Insulinbedarfs nicht von Bedeutung sind.

### Diabetes-Typen

Wir unterscheiden zwischen dem Typ I, dem jugendlichen Diabetiker, der in der Bauchspeicheldrüse kein Insulin mehr produzieren kann, und dem Typ II, dem Altersdiabetiker, der mit Medikamenten und/oder Insulingaben behandelt werden muss.

# Transplantation, Dialyse, Bypässe, Gendefekte

**Grundsätzlich sollte man bei diesen Erkrankungen auf Aloe Vera verzichten, weil die auftretenden Erstverschlimmerungen durch die Entsäuerung, Entschlackung, und Entgiftung unter Umständen nicht vorhersehbar und kontrollierbar sind und damit zu erheblichen Problemen führen können, die letztlich nicht zu verantworten sind.**

Abschließend sei nochmals erwähnt, dass immer die Ursache einer Krankheit vermieden werden muss (z.B. falsche Ernährung), um dann mit den vielen biologisch aktiven Wirkstoffen des Aloe Vera-Gels über die Entsäuerung, die Entschlackung und die Entgiftung die Selbstheilungskräfte und den Stoffwechsel wieder zu aktivieren.

Nur wenn beide Voraussetzungen erfüllt sind, lassen sich viele, auch chronische Krankheiten bessern oder sogar heilen. Das Aloe Vera-Gel ist zwar nur ein Gemüsesaft, aber richtig angewendet bietet es viele Möglichkeiten, dem Körper Gutes zu tun und ihn bei seinen zahlreichen Aufgaben zu unterstützen. Deswegen sollte der Mensch die Aloe als Lebensmittel, als Mittel zum Leben begreifen und das Gel täglich zu sich nehmen.

# Äußerliche Anwendung

### AloeVera-Sprays mit Pflanzenstoffen

enthalten neben AloeVera zahlreiche wertvolle Pflanzenstoffe wie z.B. die Ringelblume (Calendula). Sie sind von Kopf bis Fuß einsetzbar, vom Kopfhautekzem bis zum Fußpilz. Sie können unbedenklich im Hals-Nasen-Ohren-Bereich aufgetragen werden, wie z.B. bei Gehörgangentzündung (Otitis externa) oder Stirn- und Kieferhöhlenentzündung (Sinusitis). Bei Infekten und Entzündungen im Mund ist Gurgeln mit diesen Substanzen sehr erfolgreich. Dabei sollte nach ein bis zwei Minuten Gurgeln die Flüssigkeit ausgespuckt werden.

Sie helfen bei Hautirritationen wie Neurodermitis, Ekzemen, Sonnenbrand, Insektenstichen und oberflächlichen Hautabschürfungen (z.B. im Sport). Auch bei größeren Hautdefekten wie offene Beine bei Diabetikern (ulcus cruris) fördern sie die Wundheilung. Müde Beine werden erfrischt. Als Grundpflegemittel vor der Kosmetikbehandlung haben sich diese Sprays bestens bewährt. Man hat festgestellt, dass sie die Wirkung der anderen AloeVera-Produkte verstärken.

AloeVera-Sprays mit Pflanzenstoffen eignen sich als „Erste Hilfe"-Spray im Haushalt und beim Sport. Für unterwegs lassen sie sich gut in ein kleines Fläschchen abfüllen.

**Erste Hilfe**

### AloeVera-Konzentrate

enthalten reines Blattgel der AloeVera Barbadensis Miller. Virenentzündung der Lippen (Herpes labialis), Gürtelrose (Herpes Zoster), Fuß- und Nagelpilz und Infektionen im Genital- wie Analbereich sprechen auf diese Konzentrate sehr gut an. Frauen leiden des öfteren an Scheidenpilz; hier hat sich die Maßnahme, einen Tampon mit AloeVera-Konzentraten zu tränken und danach einzuführen, bestens bewährt.

Hämorrhoiden, schmerzhafte Schleimhautrisse im Analkanal und Prostatabeschwerden lassen sich sehr gut mit einem AloeVera-Zäpfchen behandeln. Dies lässt sich sehr einfach selbst herstellen: Man nehme ein Stück Alu-Folie, forme es entsprechend, fülle es mit AloeVera-Konzentraten und friere das Ganze im Eisfach des Kühlschranks ein. Sobald es richtig ausgehärtet ist, kann das Zäpfchen in den Analkanal eingeführt werden. Die Alu-Folie aber bitte vorher entfernen.

**Sportverletzungen**

115

Aloe Vera-Konzentrate sind aus der medizinischen Verletzungsbehandlung (Sporttraumatologie) nicht mehr wegzudenken. Prellungen, Zerrungen, Distorsionen oder Sehnenreizungen, alle Verletzungen lassen sich damit sehr schnell und wirkungsvoll behandeln. Bei akuten Sportverletzungen gilt das Motto PECH.

- **P**ause
- **E**isgekühltes Konzentrat
- **C**ompression (Druckverband)
- **H**ochlagern

Aloe Vera-Konzentrate wirken außerdem bei Sonnenbrand, Hautabschürfungen und Schwellungen.

### Aloe Vera-Cremes mit Propolis

sind ein gutes Mittel gegen Entzündungen. Propolis ist der Kitt der Bienenwabe, nachweislich antibiotisch wirksam. Somit ergeben sich positive Behandlungsmöglichkeiten für folgende Krankheitsbilder:

**Entzündungen**

- Akne, Furunkel, Abszesse
- Hornhautveränderungen
- eiternde Wunden, z.B. nach Operationen
- Neurodermitis und Schuppenflechte (Psoriasis)
- Juckreiz im Genital- und Analbereich

Die Cremes werden übrigens inzwischen im postchirurgischen Bereich als Wundheilmittel eingesetzt, weil die Mediziner erkannt haben, dass sie eine reizlose Narbenbildung enorm fördern. Hierfür ist der hohe Aloe Vera-Anteil verantwortlich.

### Aloe Vera-Lotionen

können Infekte im HNO-Bereich sowie Lungenerkrankungen (Bronchitis) mit Hilfe von Inhalationen sehr wirkungsvoll behandeln. Dazu erhitzt man Wasser in einem großen Topf, gibt die Lotion dazu und inhaliert 2 bis 3 mal täglich 15 Minuten unter einem Handtuch. Diese Maßnahme ist auch sehr gut geeignet, um die Luftverhältnisse im Kinderzimmer deutlich zu verbessern. Der Topf mit der Lotion sollte nachts im Zimmer verbleiben, um die Atemwege frei zu halten und damit Infekten vorzubeugen oder bereits bestehende Erkrankungen der Bronchien schneller zur Abheilung zu bringen.

**Infekte**

Nach sportlicher Betätigung verspürt man nach dem Einreiben der Beine mit Lotion einen sehr entspannenden Effekt. Muskelkater, der an sich ein Übersäuerungsgeschehen ist, kann mit Aloe Vera-Lotionen und durch die gleichzeitige regelmäßige Einnahme von Aloe Vera-Gel weitgehend vermieden werden, wenn der Sportler in den für ihn optimalen Herzfrequenzbereichen trainiert. Bei Muskel- und Gelenkverspannungen haben sich Aloe Vera-Lotionen bestens bewährt. Sie können übrigens auch schon vor dem Training aufgetragen werden. Ein vernünftiges Aufwärmprogramm sollten sie aber auf keinen Fall ersetzen.

## Aloe Vera-Zahnpasten

werden auch zunehmend von Zahnärzten empfohlen. Sie sorgen für ein gesundes Zahnfleisch, gesunde Zähne und entsäuern den Mundbereich. Zu viel Säure im Speichel ist nämlich ein Hauptverursacher von Karies. Aloe Vera-Zahnpasten beugen Karies auf eine natürliche Weise vor. Wichtig ist, dass Zahnpasta kein Natriumfluorid enthält, das – wenn es versehentlich geschluckt wird – im Magen zur gefährlichen Flusssäure umgebaut wird, einer Säure, die sehr aggressiv auf die Körperzellen einwirkt und sie zerstört. Dies ist besonders für Kinder wichtig, weil sie ihre Zahnpasta häufig schlucken.

Aloe Vera-Zahncremes reinigen gründlich, ohne den Zahnschmelz anzugreifen. Durch ihre Inhaltsstoffe beugen sie Entzündungen und Zahnfleischbluten vor und sind daher sehr zu empfehlen.

 Aloe Vera-Sprays mit Pflanzenstoffen, Konzentrate, Cremes mit Propolis und Lotionen können zusammen 80 Prozent der normalen Hausapotheke ersetzen.

# Auf die Qualität kommt es an

**Wie bei vielen Dingen im Leben: Die Qualität ist entscheidend. Auf dem Markt gibt es inzwischen etliche Anbieter von Aloe Vera-Produkten; nur die wenigsten liefern jedoch hinsichtlich Reinheit, Verarbeitung und damit auch Verträglichkeit der Produkte ausreichende Qualität. Anhand der folgenden Kriterien können Sie überprüfen, welches Produkt sich für Sie und Ihre Familie am besten eignet:**

## Richtige Aloe Vera-Pflanze

Nur die Aloe Vera Barbardensis Miller ist die „richtige" Aloe Vera mit den in diesem Buch beschriebenen Eigenschaften. Kaufen Sie keine Produkte von anderen Aloe Vera-Arten.

## Gute Verarbeitung

Bei wirksamen Aloe Vera-Produkten sollte nur das reine Blattgel ohne Schale verarbeitet werden. Sie enthält nämlich Aloin und wirkt wie ein Abführmittel. Besonders Schwangere sollten solch ein Aloe Vera-Produkt nicht verwenden.

## Gütesiegel

Ein Aloe Vera-Trinkgel sollte von einem unabhängigen Institut (z.B. Fresenius) überprüft und zertifiziert worden sein. Viele Hersteller wollen das Gütesiegel für ihre Aloe Vera-Produkte, scheitern aber an den strengen Auflagen hinsichtlich Reinheit, Qualität und Verarbeitung.

## Zertifizierung des Aloe Vera-Weltverbands IASC

Nur Produkte von höchster Reinheit und Qualität erhalten die Auszeichnung vom International Aloe Science Council, des Aloe Vera-Weltverbands. Man erkennt zertifizierte Produkte am „certified"-Gütesiegel auf der Verpackung.

## Klinische Verträglichkeitstests

In Zeiten, in denen Allergien immer häufiger Thema in der Öffentlichkeit sind, ist die Hautverträglichkeit der Aloe Vera-Pflegeprodukte eine wichtige Voraussetzung. Gute Pflegeprodukte haben einer Überprüfung von unabhängigen Instituten wie Dermatest standgehalten. Infolgedessen dürfen sie mit „klinisch getestet" und „hypoallergen" beworben werden.

# 7 Tipps – um
gesund zu bleiben

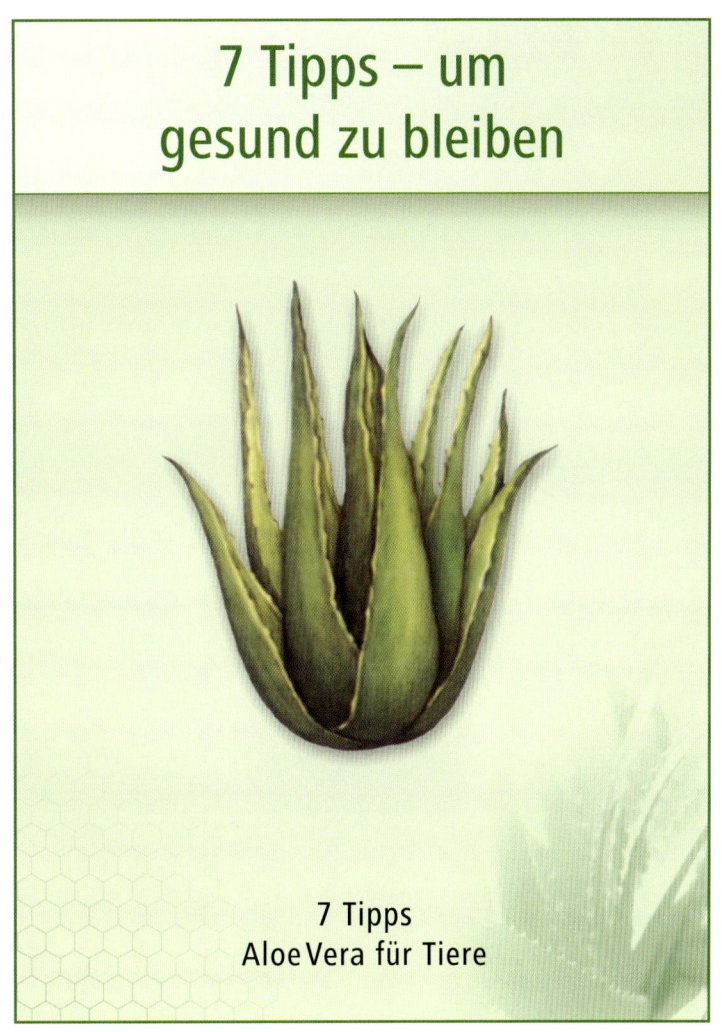

7 Tipps
Aloe Vera für Tiere

# 7 Tipps – um gesund zu bleiben

### 1 Schädliches meiden

60 bis 70 Prozent aller Krankheiten sind ernährungsbedingt. Deshalb sollte man das meiden, was einen krank macht bzw. krank gemacht hat. Reduzieren Sie die tierischen Fette, bevorzugen Sie die mediterrane Küche mit viel gutem Olivenöl und Knoblauch. Stellen Sie das Rauchen ein und trinken Sie Alkohol nur in Maßen.

### 2 Stress abbauen

Wir unterscheiden zwischen positivem und negativem Stress. Positiver Stress baut auf und macht uns leistungsfähig. Negativer Stress belastet auf Dauer den Körper in vielen Bereichen. Zuerst leidet die Seele, es kommt zu vegetativen Fehlreaktionen, die bei chronischem Verlauf zu Depressionen und Psychosen führen. Negativer Stress führt zur Übersäuerung der Organe und Blutgefäße mit oft schwerwiegenden, zum Teil lebensbedrohlichen Erkrankungen wie Herzinfarkt. Vermeiden Sie daher unbedingt den negativen Stress oder lernen Sie, besser damit umzugehen. Negativer Stress macht körperlich wie seelisch krank.

### 3 Mehr bewegen

„Bewegung? Ich bewege mich doch auf die 50 zu!" Das ist damit nicht gemeint. Treiben Sie regelmäßig Sport, ohne Überlastungen und falschen Ehrgeiz. Bewegung hat positiven Einfluss auf das Herz-Kreislauf-System, die Gehirnfunktionen, die Sauerstoffversorgung, den Stoffwechsel und die Psyche. Ein pulsgesteuertes Ausdauertraining ist nach wie vor die beste Möglichkeit, die körperliche Fitness zu erhalten und übermäßige Fettdepots zum Schmelzen zu bringen. Auch im fortgeschrittenen Alter ist ein Herz-Kreislauf- und Krafttraining noch möglich und sinnvoll.

### 4 Gesund schlafen

Sorgen Sie für gesunden Schlaf, ohne Schlaftabletten. 6-7 Stunden sollte die nächtliche, ungestörte Erholungsphase mindestens dauern. Viel mehr sollte es aber auch nicht sein. In der Nacht zwischen 1 und 3 Uhr laufen im Körper wichtige Entgiftungsprozesse ab. Sie sind Grundvoraussetzung, dass der Mensch am nächsten Tag wieder fit und leistungsfähig ist. Sorgen Sie dafür, dass Sie ruhig schlafen. Wenn möglich, gönnen Sie sich auch ein kleines Mittagsschläfchen, das bringt Elan für den Rest des Tages.

## 5 Ausreichend trinken!

Um bei den 3 E (Entsäuern, Entschlacken, Entgiften) die Nieren als Ausscheidungsorgan nicht zu überfordern, sollten Sie 2-3 Liter basisches stilles Mineralwasser (mit einem hohen Anteil an Hydrogencarbonat [$HCO_3$]) trinken. Nur mit Hilfe von Wasser ist der Körper in der Lage, Säuren, Schlacken und Gifte auszuscheiden. Auch bei der Aloe Vera-Einnahme ist diese Maßnahme von hoher Wichtigkeit.

## 6 Positiv denken

Die Regulation der Grundsubstanz ist mit positiven und negativen Gedanken möglich, denn das zentrale Nervensystem (ZNS) hat einen direkten Zugang zu dieser wichtigen Körperstruktur. Das heißt, mit guten Gedanken greifen Sie aktiv in das Gesundheits- oder Krankheitsgeschehen ein. Mittlerweile gibt es viele Möglichkeiten, positives Denken zu erlernen, entsprechende Seminare, Bücher und Videos sind dabei sehr hilfreich. Starten Sie jeden Tag mit dem Leitspruch: „Gib jedem Tag die Chance, der schönste meines Lebens zu sein."

## 7 Täglich Aloe Vera

Aloe Vera-Trinkgel ist ein Lebensmittel pflanzlicher Herkunft, also ein Mittel zum Leben. Wissenschaftlich sind über 200 bioaktive Einzelstoffe nachgewiesen, die den Stoffwechsel in den Organen verbessern, ohne dass es zu unerwünschten Nebenwirkungen kommt. Die wichtigsten Maßnahmen des Körpers: Entsäuerung, Entschlackung und Entgiftung werden aktiv eingeleitet, damit der Körper über die Selbstheilungskräfte wieder gesunden kann. Damit ist es möglich, bei täglicher regelmäßiger und richtiger Dosierung dem Organismus die Nährstoffe zur Verfügung zu stellen, die er braucht, um gesund zu werden und gesund zu bleiben.

# AloeVera für Tiere

**Hunde, Katzen und Pferde haben im wesentlichen die gleichen organischen Grundfunktionen wie der Mensch. Auch bei ihnen finden sich Zivilisationskrankheiten wie Übergewicht, Diabetes, Magen-Darm-Erkrankungen, Hautkrankheiten oder Erkrankungen im Bereich der Gelenke und der Wirbelsäule. Auch Tiere können von AloeVera-Produkten profitieren.**

## AloeVera-Gel

Tiere haben den gleichen Stoffwechsel wie wir Menschen. Werden Tiere krank, liegt immer auch eine Stoffwechselstörung vor, das heißt, um sie wieder gesund werden zu lassen, müssen auch bei Ihnen die 4 E angewendet werden:

- Entsäuern
- Entschlacken
- Entgiften und – wenn erforderlich
- Entfetten

AloeVera-Gel enthält Vitamine, Mineralien, Spurenelemente, Aminosäuren, Enzyme und den Mehrfachzucker Acemannan, die als natürliche Substanzen den Stoffwechsel verbessern und über die Selbstheilungskräfte zur Gesundung führen können. (Als Tagesmenge hat sich bei Tieren die Richtlinie 1 ml pro Kilogramm Körpergewicht bestens bewährt.)

AloeVera-Gel sollte auch bei Tieren nicht nur zur Behandlung von bestehenden Erkrankungen eingesetzt werden, sondern auch als Lebensmittel zur Vermeidung von Krankheiten täglich auf dem Futterplan stehen.

## AloeVera für den Bewegungsapparat

AloeVera für den Bewegungsapparat enthält neben AloeVera Barbadensis Miller Gel die natürlichen, bioaktiven Stoffe MSM (Methylsulfonylmethan), Chondroitin-Sulfat, Glucosamin-Sulfat und Vitamin E.

Alle 4 Substanzen verbessern nachweislich Bindegewebsstrukturen wie

- Bandscheiben
- Meniskusscheiben
- Knorpel
- Kollagen (Stützgewebe)
- Sehnen, Knorpel, Bänder

Da auch Tiere viele gesundheitliche Probleme im Bereich der Wirbelsäule und Gelenke haben, empfiehlt sich auch hier die Verabreichung des Aloe Vera für den Bewegungsapparat zur Behandlung und Vorbeugung. Die Tagesmenge sollte 1ml pro Kilogramm Körpergewicht betragen und kann – ergänzend zum Aloe Vera-Gel – zeitlich getrennt verabreicht werden.

## Aloe Vera zur äußerlichen Anwendung

Empfehlenswert für Tiere sind Aloe Vera-Shampoos und Aloe Vera-Sprays. Solche Präparate enthalten außer Aloe Vera auch den biologischen, antiparasitär wirkenden Stoff Niem, der nachweislich gegen Läuse, Flöhe, Zecken und Milben hilft.

### Aloe Vera-Shampoos

Shampoos mit Aloe Vera und Niem haben die Eigenschaft, Parasiten zu entfernen und das Fell auf schonende Weise zu pflegen.

### Aloe Vera-Sprays mit Niem

Sprays mit Aloe Vera und Niem wirken gegen alle möglichen Formen von Parasiten und schützen das Tier. Wird Ihr Haustier häufiger von Zecken befallen, ist das Einsprühen vor dem Spaziergang sehr zu empfehlen.

Aber auch Menschen können diese Produkte benutzen. Sind Kinder von Läusen und Flöhen befallen, ist dies Problem schnell mit dem Shampoo beseitigt.

Die Zahl der Milbenallergiker steigt ständig, weil Menschen den Kot der Milben nicht vertragen. Sehr erfolgreich, auf biologische Art, helfen hier Aloe Vera-Sprays mit Niem. Sprühen Sie 2 x täglich Ihre Matratzen, Bettbezüge und Kissen 2 Wochen lang ein.

Weitere Produkte zur äußerlichen Anwendung bei Tieren:

Wie beim Menschen erzielt der Einsatz von Aloe Vera-Spray, Aloe Vera-Konzentraten und Aloe Vera mit Propolis gute Erfolge.

## Aloe Vera-Sprays

enthalten neben Aloe Vera zahlreiche wertvolle Pflanzenstoffe wie z.B. Ringelblume (Calendula). Sie sind von Kopf bis Fuß einsetzbar, z.B. bei

- Hautverletzungen
- Hautentzündungen
- Hautekzemen

Sie können zusätzlich zur Fellpflege eingesetzt werden. In Verbindung mit dem Fellglanzspray hat man das Optimale für das Tier getan.

## Aloe Vera-Konzentrate und Aloe Vera-Cremes mit Propolis

Aloe Vera-Konzentrate enthalten das reine Blattgel der Aloe Vera Barbadensis Miller und wirken sehr gut bei Verletzungen. Aloe Vera-Cremes mit Propolis sind ein gutes Mittel gegen Entzündungen. Propolis ist der Kitt der Bienenwabe, nachweislich antibiotisch wirksam. Zusammen sind sie sehr wirksam bei

- stumpfen und offenen Verletzungen
- Furunkeln und Abszessen
- eiternden Wunden

Die innerliche und äußerliche Anwendung von Aloe Vera-Tierprodukten wird zunehmend auch von Tierärzten angewendet und als sehr wirkungsvoll eingeschätzt.

# Fragen und Antworten

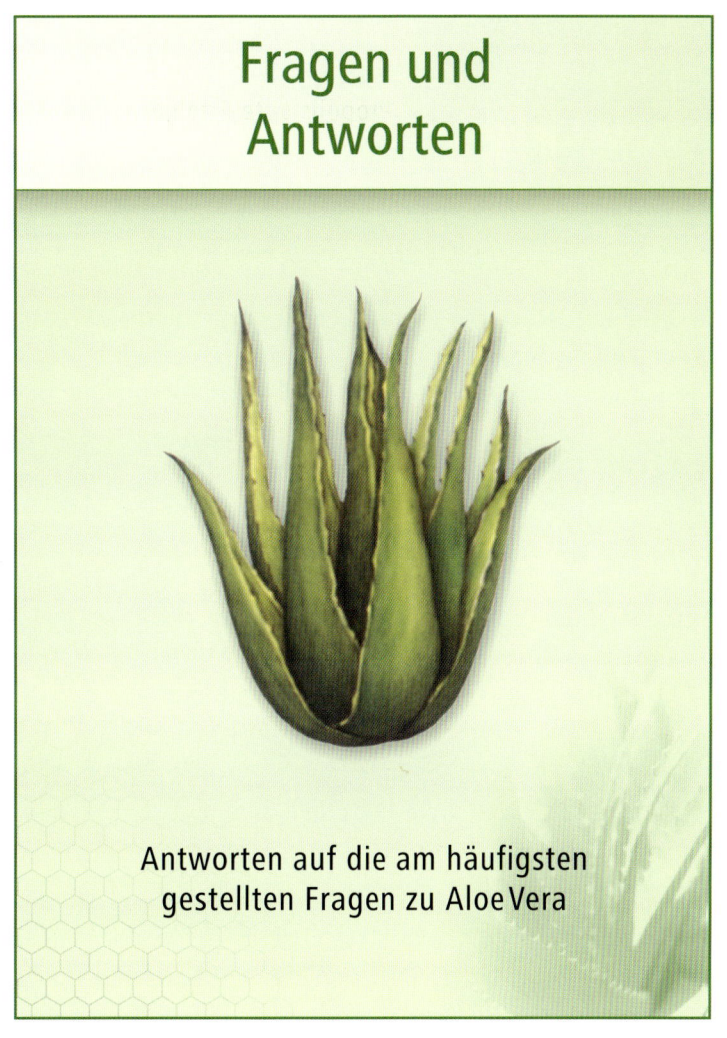

Antworten auf die am häufigsten
gestellten Fragen zu Aloe Vera

# Fragen und Anworten

## Wirkt Aloe Vera basisch oder sauer?

Die Regulation des Säure-Basen-Haushalts ist die Grundlage für alle Stoffwechselvorgänge. Nur im basischen Milieu (ph-Wert größer 7) können biochemische Reaktionen in der Grundsubstanz regelgerecht ablaufen. Die Inhaltsstoffe des Gels, nämlich Mineralien, Aminosäuren, Enzyme, sekundäre Pflanzenstoffe, Ballaststoffe und pflanzliche Fettsäuren lösen eine basische Reaktion aus und tragen damit zur Entsäuerung des Organismus bei.

Der leicht säuerliche Geschmack des Gels lässt dabei nicht auf die Auswirkungen im menschlichen Körper schließen. Vielmehr lassen sich durch die Entsäuerung Sodbrennen, Magenschleimhautentzündungen, Durchfall oder Verstopfung, Durchblutungsstörungen und Verspannungen der Wirbelsäulenmuskulatur vielfach lindern.

## Gibt es negative Reaktionen auf Aloe Vera?

Da Aloe Vera-Gel die Entsäuerung, Entschlackung und Entgiftung einleitet, sind Reaktionen des Körpers im Sinne der Erstverschlimmerung zu erwarten, aus naturheilkundlicher Sicht sogar wünschenswert. Wird die tägliche Trinkmenge den Symptomen entsprechend angepasst, sind hierbei keine größeren Probleme zu erwarten. Grundsätzliches Motto: Je belasteter der Körper ist, um so geringer und langsamer sollte der Aufbau der Tagesmenge durchgeführt werden. Reaktionen können dabei in ganz unterschiedlichen Zeitabständen auftreten.

## Hilft Aloe Vera gegen Depressionen?

Depressionen sind nach neuester Forschung eine Störung des Hirnstoffwechsels. Wird die Gehirnzelle nicht täglich mit den notwendigen Nährstoffen versorgt und liegt zusätzlich eine Übersäuerung vor, kommt es zu mehr oder weniger heftigen Fehlregulationen. Eine positive Auswirkung auf dieses Krankheitsbild ist durch folgende Substanzen möglich: die Vitamine C, E, B-Komplex (Nerven-Vitamine), die Mineralien Magnesium und Calcium zum Entsäuern und die Aminosäuren Isoleucin, Phenylalanin und Trytophan als Grundbaustoff für gehirnaktive Hormone (Glückshormone, Endorphine, Melatonin). Bei Mangel an diesen Aminosäuren kann es zum Auftreten von Depressionen bis hin zu Psychosen kommen. Als zusätzliche Maßnahme hat sich die Einnahme von Omega3-Fettsäure (1-2 g täglich) bewährt, um die Verbindung zwischen den einzelnen Gehirnzellen zu verbessern.

## Wie lässt sich die Wirkung von Aloe Vera erklären?

Das Gel der Pflanze enthält viele Nährstoffe und Nährstoffgruppen:
• Wasser- und fettlösliche Vitamine
• Mineralien und Spurenelemente
• Alle für den menschlichen Körper notwendigen Aminosäuren
• Wichtige Enzyme für die Verdauung
• Einfach- und Mehrfachzucker für den Energiestoffwechsel
• Pflanzliche Fettsäuren, die fit machen und Fette abbauen können
• Glucosamine für die Gelenkstrukturen
• Sekundäre Pflanzenstoffe und Ballaststoffe zur Verbesserung der Darmtätigkeit und des Immunsystems

Besonders hervorzuheben ist, dass es dabei nicht auf die absolute Menge der einzelnen Stoffe ankommt, sondern auf ihr optimales Zusammenspiel. Es zählt hier das Team und nicht nur der Einzelspieler!

## Kann Aloe Vera bei Kindern mit ADS-Syndrom helfen?

Positive Wirkungen kann man mit Aloe Vera-Gel bei so genannten ADS-Kindern (Aufmerksamkeit-Defizit-Syndrom) oder hyperaktiven Kindern erzielen. Hierbei sind insbesondere die bioaktiven Mineralien, vor allem Magnesium als Antistressmittel und die gehirnaktiven Aminosäuren Isoleucin, Phenylalanin und Tryptophan von Bedeutung. Die tägliche Trinkmenge sollte dabei, je nach Alter, 3 x 20 bis 3 x 50 ml betragen. Zusätzlich hat die Einnahme von Omega3-Fettsäuren (wie Lachsöl-Kapseln täglich 1 bis 2 g) sehr gute Verbesserungen des Krankheitsbildes gezeigt.

## Ist Aloe Vera für Krebspatienten geeignet?

Krebspatienten, die chemotherapeutisch und mit Bestrahlungen behandelt werden, haben ein zusätzliches gesundheitliches Problem, die Freien Radikale. Durch diese Therapie werden Milliarden dieser aggressiven Stoffe produziert, was eine starke Beeinträchtigung des Allgemeinbefindens nach sich zieht. Die Praxis hat gezeigt, dass Aloe Vera-Gel bei einer Tagesmenge von 3 x 100 ml, je nach Erkrankung und Bedürftigkeit, diese Nebenwirkungen deutlich reduzieren kann. In jedem Fall sollte hierbei eine Abstimmung über den Einsatz von Aloe Vera-Gel mit dem behandelnden Arzt erfolgen.

### Hat Aloe Vera einen Einfluss auf das Immunsystem?

Das menschliche Immunsystem ist ein sehr komplexes Gebilde, das von vielen Grundbaustoffen aufgebaut wird. Vitamine, Mineralien und Spurenelemente, vor allem die Aminosäuren und Enzyme bewerkstelligen diese schwierige Aufgabe nur im Zusammenspiel.

Je besser die Abwehrmöglichkeiten sind, um so gesünder ist der Körper. Bei der Behandlung von Autoimmunerkrankungen wird oft das eigene Immunsystem gehemmt. Hierbei sollte auf die Gabe von Aloe Vera verzichtet werden. Die Verbesserung des Immunsystems ist jedoch bei allen chronischen Infekten, zur Vermeidung von bakteriellen und viralen Infektionen und bei schlecht heilenden Wunden angezeigt.

### Ist ein Honiganteil für Diabetiker oder Honigallergiker ein Problem?

Im Aloe Vera-Gel sind die Moleküle des reinen Blattgels enthalten, vermischt mit den Molekülen des reinen Blütenhonigs. Das heißt, es sind keine ursprünglichen Honigmoleküle mehr enthalten. Somit ist eine allergische Reaktion sehr unwahrscheinlich.

Für Diabetiker gilt: 100 ml Aloe Vera-Gel enthalten 0,7 BE, das ist für den Blutzuckerspiegel praktisch unbedeutend. Diabetiker vom Typ I (jugendlicher Diabetiker) und vom Typ II (Altersdiabetiker) reagieren in vielen Fällen positiv, das heißt, es kann zu einer Verbesserung der Blutzuckerwerte und zu einer Verminderung der Tabletten- und Insulinmenge kommen. Die hierfür erforderliche Tagesmenge richtet sich nach den Blutzuckerwerten und bedingt somit eine individuelle Vorgehensweise.

### Kann Aloe Vera in der Schwangerschaft eingenommen werden?

Schwangere haben oft das Problem der Übersäuerung (Schwangerschaftserbrechen) und parken wegen der ausbleibenden Periode ihre Schlacken und Gifte häufig in der Gebärmutter. Das kann zu gesundheitlichen Problemen bei der Mutter und dem Ungeborenen führen. Aloe Vera unterstützt über die Entsäuerung, Entgiftung und Entschlackung den gesunden Verlauf der Schwangerschaft und kann damit Verpilzungen und Allergien beim Fötus und später beim Säugling reduzieren. Das Blattgel enthält kein Aloin, eine Substanz, die in der Schwangerschaft vorzeitige Wehen auslösen kann. Die Tagesmenge kann dabei von 3 x 30 ml bis 3 x 70 ml variieren, je nach Bedarf und Verträglichkeit.

## Ist Aloe Vera-Gel auf Dauer einzunehmen oder sollte man auch mal eine Pause einlegen?

Gesundheit heißt, unsere 70 Billionen Zellen täglich mit den Nährstoffen zu versorgen, die sie für eine optimale Funktion benötigen. Täglich sterben Milliarden Zellen ab, täglich müssen genau so viele Zellen erneuert werden. Je besser unser Körper mit Vitaminen, Mineralien, Spurenelementen, Aminosäuren und Enzymen versorgt wird, umso leistungsfähiger sind wir.

Daher ist die tägliche Zufuhr von Aloe Vera-Gel im Sinne eines hochwertigen Lebensmittels ohne Unterbrechung sinnvoll. Wohlergehen und Lebensqualität sind erstrebenswerte Ziele, die mit dieser Maßnahme verwirklicht werden können. Eine Gewöhnung und ein damit verbundenes Nachlassen der Wirkung im Körper sind auch bei Dauereinnahme nicht zu erwarten. Oder gewöhnt sich der Körper auch etwa an den lebensnotwendigen Sauerstoff und braucht ihn dann nicht mehr?

## Kann sich Aloe Vera auf den Blutdruck auswirken?

Die Entstehung von erhöhtem Blutdruck (Hypertonie) ist noch nicht endgültig geklärt. Eine wichtige Ursache ist die Übersäuerung, die zu einer Verengung der Kapillaren führt, was dann wiederum einen Blutdruckanstieg zur Folge hat. Da Aloe Vera eine basische Reaktion im Körper auslöst, lassen sich Übersäuerungsreaktionen reduzieren, wodurch sich der Blutdruck möglicherweise senkt. Zu Beginn kann es jedoch zu einem vorübergehenden Anstieg, im Sinne der Erstverschlimmerung, kommen, weil die kleinen Blutgefäße zunächst einmal vermehrt Säuren verarbeiten müssen. Über die Höhe der täglichen Trinkmenge lassen sich diese Fälle jedoch gut regeln.

### Verdünnt Aloe Vera das Blut?

Im Aloe Vera-Gel ist Salicylsäure enthalten, eine biologische Substanz, die eine verbesserte Fließeigenschaft des Blutes zur Folge haben kann. In der Schulmedizin werden chemische Blutverdünner eingesetzt, wie z.B. Marcumar und ASS (Acetylsalicylsäure). Marcumarpatienten werden mit Hilfe des Quickwertes vom behandelnden Arzt eingestellt, die ASS-Dosis liegt oft bei 100 mg täglich. Wie lässt sich Aloe Vera bei dieser Patientengruppe einsetzen?

Die Tagestrinkmenge sollte von 3 x 10 ml langsam gesteigert werden, bis je nach Krankheitsbild und Verträglichkeit 3 x 50 ml erreicht werden. Dabei ist die Verringerung an Marcumar je nach Quickwert möglich, die ASS-Dosis kann nach 2-3 Monaten und Rücksprache mit dem Arzt ebenfalls reduziert, manchmal sogar halbiert werden. Die nicht unerheblichen Nebenwirkungen dieser chemischen Wirkstoffe können so verringert werden.

### Kann man Aloe Vera zusammen mit Medikamenten einnehmen?

In vielen Fällen ist eine medikamentöse Behandlung erforderlich. Aloe Vera-Gel sollte grundsätzlich 3 x am Tag vor den Mahlzeiten eingenommen werden. Die Inhaltsstoffe werden sehr schnell über den Dünndarm aufgenommen. 1-2 Minuten nach der Einnahme von Aloe Vera-Gel können die verordneten Präparate folgen. Eine gleichzeitige Zufuhr sollte unterbleiben, um einen Wirkstoffverlust zu vermeiden. Auch der Genuss von Kaffee oder Tee ist 1-2 Minuten nach der Aloe Vera-Einnahme unproblematisch.

### Wie oft am Tag soll man Aloe Vera trinken?

Die Tagesmenge ist je nach Bedarf und Beschwerden individuell festzulegen. Aus bioenergetischen Gründen und wegen des so genannten „Biorhythmus" sollte, um eine optimale Wirkung zu erreichen, die Tagestrinkmenge auf drei Portionen verteilt werden, also morgens, mittags und abends. Eine Tageshöchstmenge gibt es dabei nicht, mehr als 3 x 100 ml pro Tag haben sich aber als nicht sinnvoll erwiesen.

### Kann Aloe Vera überhaupt in ausreichender Menge hergestellt werden?

Aloe Vera-Großplantagen in den USA und Mexiko garantieren eine ständige Verfügbarkeit auch bei weiter wachsender Nachfrage.

### Können Organtransplantierte Aloe Vera trinken?

Aus grundsätzlichen Erwägungen sollte bei folgenden Patienten die Aloe Vera-Einnahme unterbleiben:

• Organtransplantierte
• Dialysepatienten
• Bypasspatienten
• Hochallergische Patienten

### Aloe Vera-Gel ist aber ziemlich teuer?

„Die Kranken geben bei weitem nicht so viel Geld aus, um gesund zu werden, wie Gesunde, um krank zu werden." Das wichtigste Lebensziel wird in Zukunft die Gesunderhaltung sein, denn Gesundheit ist nicht alles, aber ohne Gesundheit ist alles nichts.

Unser Gesundheitssystem befindet sich in einem kompletten Umbauprozess. Den Patienten werden immer mehr Leistungen vorenthalten, immer mehr Zuzahlungen werden den Kranken aufgehalst.

Die bisher vorherrschende „Vollkasko-Mentalität" wird unbezahlbar. Das bietet aber auch eine Chance für die Zukunft.

Wer heute bereit ist, für seine Gesundheit etwas zu investieren, wird weniger krank und deswegen später dafür auch nicht so tief in die Tasche greifen müssen. Wenn man bedenkt, dass ein normaler Raucher pro Tag mindestens 5 € für seine Leidenschaft ausgibt, ist ein Betrag von 1 bis 2 € für die Gesundheit wesentlich besser angelegt.

## Welche Maßnahmen sind bei Sportlern sinnvoll?

Sportler neigen durch übertriebenes Training zur Übersäuerung der Muskulatur und zur Überlastung im Gelenk- und Sehnenbereich. Zur Vermeidung schwerwiegender Folgeerkrankungen und Verletzungen ist eine vorbeugende Einnahme (Prophylaxe) von Aloe Vera-Gel gegen Übersäuerung und für den Bewegungsapparat sehr zu empfehlen. Zur äußerlichen Anwendung haben sich nach dem Training Aloe Vera-Sprays und die Aloe Vera-Lotion bewährt und das Aloe Vera-Gel mit Zusatzstoffen zur lokalen Schmerzbehandlung wie etwa beim Tennisarm, Schulter-Arm-Syndrom, Innen- und Außenmeniskusreizung und der Achillessehnenreizung.

## Wie nehme ich Aloe Vera-Gel ein?

Aloe Vera-Gel enthält mindestens 90 Prozent Aloe Vera Barbadensis Miller. Bei manchen Produkten wird Blütenhonig beigemischt. Der Einsatz ist insbesondere bei Stoffwechselerkrankungen angezeigt.

Aloe Vera mit Zusatzstoffen enthält Methylsulfonylmethan (organischer Schwefel MSM), Chondroitin-Sulfat, D-Glucosamin-Sulfat und Vitamin E. Patienten, die vorwiegend Beschwerden im Bereich des Bewegungsapparats haben, sollten dieses Mittel (täglich 3 x 30 ml bis 3 x 50 ml) einnehmen. Wer sowohl Stoffwechselerkrankungen als auch Beschwerden im Bereich der Wirbelsäule, Gelenke und Sehnen hat, kann beide Mittel nehmen (jeweils 3 x 30 ml bis 3 x 50 ml täglich). Es empfiehlt sich dabei, zuerst Aloe Vera-Gel und nach 1-2 Minuten Aloe Vera mit Zusatzstoffen zu trinken. Bitte nicht zusammenmischen! Patienten, die bisher nur Aloe Vera-Gel getrunken haben, aber mehr orthopädische Beschwerden haben und aus finanziellen Gründen nicht beides einnehmen können, sollten nur Aloe Vera mit Zusatzstoffen (3 x 50 ml täglich) bis zur Besserung der Schmerzen trinken und dann mit Aloe Vera-Gel fortsetzen.

## Wie lange ist Aloe Vera haltbar?

Die normale Tagesdosis beträgt 3 x 30 bis 3 x 50 ml. 1 Liter Aloe Vera-Gel reicht dann für 7 bis 10 Tage. Die angebrochene Flasche ist im Kühlschrank für mindestens 14 Tage haltbar.

### Welche äußerlichen Maßnahmen sind bei Neurodermitis und Psoriasis möglich?

Hauterkrankung (Neurodermitis) und Schuppenflechte (Psoriasis) sind zwar typische Stoffwechselerkrankungen der Haut. Oft liegt ihre Ursache aber im Darmbereich. Die Haut ist daher der Spiegel des Darms. Dementsprechend sollte in jedem Fall auch die innerliche Anwendung mit Aloe Vera-Gel durchgeführt werden. Denn nur wenn der Darm intakt ist, können sich die Symptome der Hautkrankheit bessern. Äußerlich empfiehlt sich die Anwendung mit Aloe Vera-Sprays und Aloe Vera-Konzentraten und bei entzündlichen Veränderungen auch Aloe Vera-Cremes mit Propolis, 2-3 mal täglich auftragen.

### Ist Aloe Vera-Gel bei Diabetikern hilfreich?

Wir unterscheiden zwischen Typ I und Typ II Diabetikern. Typ I ist der jugendliche Diabetiker, der insulinpflichtig ist. Typ II ist der Altersdiabetiker, der mit Medikamenten und/oder Insulin behandelt wird. Beide brauchen, je nach Blutzuckerspiegel, eine individuelle Tagesdosis. Beim Typ I können erhöhte und erniedrigte Zuckerwerte reguliert werden, beim Typ II können über die Verbesserung des Stoffwechsels die Insulinmenge und die Medikamenteneinnahme reduziert werden. Diabetiker haben vielfach einen großen Nutzen von sorgfältiger, regelmäßiger und wohldosierter Einnahme des Aloe Vera-Gels.

### Welche Aloe Vera-Produkte kann ein Diabetiker äußerlich anwenden?

Diabetiker Typ II haben oft als Folgeerscheinung ein „offenes Bein" (ulcus cruris). Die äußerliche Anwendung von Aloe Vera-Sprays und Aloe Vera-Konzentraten, bei infizierten Wunden auch Aloe Vera-Cremes mit Propolis, wirkt in vielen Fällen positiv auf die Wundheilung.

### Kann es nach Aloe Vera-Gel Einnahmen zur Verschlimmerung von Krankheitssymptomen kommen?

Aloe Vera-Gel verbessert den Stoffwechsel in allen Organbereichen, indem es die Entsäuerung, die Entschlackung und die Entgiftung einleitet. Dabei kann es zur „Erstverschlimmerung" kommen, einer durchaus wünschenswerten Maßnahme des Organismus. Fallen diese Reaktionen sehr drastisch aus, sollte die Tagesmenge reduziert werden, bis eine Stabilisierung eingetreten ist.

### Wer kann Aloe Vera-Gel trinken?

Alle Altersgruppen können bei regelgerechter Dosierung von der Einnahme profitieren. Dies gilt für Säuglinge, Kleinkinder, Jugendliche, Erwachsene und Senioren. Ausgenommen sind Organtransplantierte, Dialysepatienten, Bypasspatienten und hochallergische Patienten aus grundsätzlichen Erwägungen.

### Hilft Aloe Vera auch bei Sklerodemie?

Hierbei handelt es sich um eine Stoffwechselerkrankung der Haut. Wird durch die Einnahme von Aloe Vera-Gel der Stoffwechsel der Haut und damit die Versorgung der Hautzellen mit wichtigen Nährstoffen wieder verbessert, kann eine positive Wirkung auf das Krankheitsbild erfolgen.

### Hilft Aloe Vera-Gel bei Leberschäden?

Die Leber ist unser zentrales Stoffwechselorgan. Liegt ein Leberschaden vor (Leberzirrhose oder Fettleber) ist das Organ nicht mehr voll funktionsfähig, das heißt, wichtige Stoffe werden nicht mehr produziert und die Entgiftung ist nur noch eingeschränkt möglich. Das ist auf Dauer gesundheitsschädlich. Entsäuerung, Entgiftung und Entschlackung sind daher besonders angezeigt, um die Leber zu regenerieren. Ein langsamer Aufbau der Tagestrinkmenge von 3 x 10 ml über 3 x 50 ml bis zu 3 x 100 ml ist, je nach Bedarf und Einzelfall, möglich.

### Welche Einsatzmöglichkeiten gibt es im Tierbereich?

Tiere leiden wie wir Menschen oft an Stoffwechselerkrankungen. Daher profitieren auch sie von der Einnahme des Aloe Vera-Gels bei Diabetes, Bauchspeicheldrüsenerkrankung, Darm- und Hauterkrankungen. Viele Hunderassen haben Wirbelsäulen- und Hüftprobleme. Hier hat sich die Verabreichung von Aloe Vera mit Zusatzstoffen als sehr wirkungsvoll erwiesen. Auch die Tierprodukte Aloe Vera-Shampoos, und Aloe·Vera-Sprays mit dem antiparasitär wirkenden, biologischen Stoff Niem begeistern die Tierfreunde immer wieder.

## Welche Bedeutung hat ein Qualitätssiegel?

Für den Verbraucher ist ein Qualitätssiegel – wie das von Fresenius – ein verlässliches Gütezeichen, das eine überragende Produktqualität testiert. Fresenius ist ein europaweit anerkanntes, unabhängiges Prüfinstitut, das in der Medizin als „Goldstandard" bezeichnet wird.

## Hilft Aloe Vera gegen Pilzinfektionen?

Pilzinfektionen in Form von Darmpilzen und Hautpilzen nehmen stark zu, auch schon bei Kleinkindern und Säuglingen. Ein überschießendes und damit krankmachendes Pilzwachstum ist aber nur möglich, wenn das Darmmilieu entsprechend übersäuert ist. Aloe Vera enthält sekundäre Pflanzenstoffe, Ballaststoffe und bioaktive Mineralien, die den Entsäuerungsprozess sehr positiv beeinflussen. Zur äußerlichen Maßnahme bei Hautpilzen empfehlen sich Aloe Vera-Sprays und Aloe Vera-Cremes mit Propolis.

## Ist Aloe Vera hilfreich gegen Herzinfarkt und Schlaganfall?

Ungesunde Lebensweise, Stress und mangelnde Bewegung sind die Hauptgründe für Herzinfarkt und Schlaganfälle, die oft zum Tod führen. Die in Aloe Vera-Gel enthaltenen Inhaltsstoffe: Vitamine, Mineralien, Spurenelemente, Aminosäuren und der Wirkstoff Salicylsäure fördern den Abbau von Schadstoffen und verbessern die Versorgung von Herz und Gehirn und können die Durchblutung der Gefäße verbessern. Auch hier gilt: Vorbeugen ist besser als heilen!